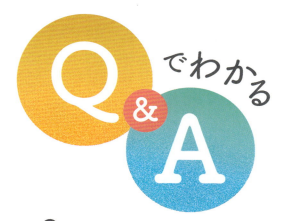

インプラント治療ガイド2

― 患者さんがわかりやすい治療計画 ―

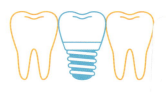

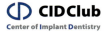

［監修］勝山英明

［著］甘利佳之／安斉昌照／大谷昌宏／小川秀仁／上浦庸司／河合竜志／川﨑雄一
北林秀一／佐久間栄／高野清史／田中博子／新村昌弘／松山文樹

クインテッセンス出版株式会社　2024

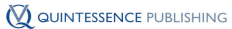

Berlin | Chicago | Tokyo
Barcelona | London | Milan | Paris | Prague | Seoul | Warsaw
Beijing | Istanbul | Sao Paulo | Zagreb

もくじ

はじめに　　　　　　　　　　　　　　　　　　　　　　　　　　　　4
執筆者一覧　　　　　　　　　　　　　　　　　　　　　　　　　　　5

1章　インプラント治療を受ける前に知っておくべきこと

1- 1　インプラント治療は他の治療法と比べて、どう優れているの？　　6
1- 2　インプラントって一生ものなの？　　　　　　　　　　　　　　8
1- 3　インプラント治療は誰でも受けられるの？　　　　　　　　　　10
1- 4　インプラントの費用はなぜ医院によって違うの？　　　　　　　12
1- 5　インプラント治療で老化を予防できるの？　　　　　　　　　　14

2章　患者さんでも理解できるインプラントの治療計画

2- 1　インプラント治療を成功させるにはどんなことが必要なの？　　16
2- 2　疾患に対して、薬を飲んでいるがインプラント治療はできるの？　18
2- 3　歯を抜いたら、すべてインプラントの適応になるの？　　　　　20
2- 4　骨の量が足りないとインプラントはできないの？　　　　　　　22
2- 5　上あごと下あごのインプラント治療ではなにか違いがあるの？　24
2- 6　インプラント手術をして、いつからかめるようになるの？　　　26
2- 7　複数の前歯がない場合の治療計画はどうなるの？　　　　　　　28
2- 8　複数の奥歯（臼歯）がない場合の治療計画はどうなるの？　　　30
2- 9　歯がすべてない場合の治療計画はどうなるの？　　　　　　　　32
2-10　オールオン（All-on）治療とはどんな治療なの？　　　　　　　34

3章　インプラントのさまざまな手術方法

3- 1　インプラント手術はどうやってやるの？　　　　　　　　　　　36
3- 2　歯くぎを切らないインプラント手術ってあるの？　　　　　　　38
3- 3　骨が薄いといわれたが、インプラント治療は可能？　　　　　　40
3- 4　骨の高さがないといわれたが、インプラント治療は可能？　　　42
3- 5　副鼻腔（上顎洞）との距離が近いといわれたが、インプラント手術は可能？44

3- 6	インプラント治療は腫れて痛いの？	46
3- 7	抜歯と同時にインプラント治療はできるの？	48
3- 8	高齢なのでダメージの大きい手術は避けたいが、可能なの？	50
3- 9	静脈内鎮静法ってなに？	52
3-10	歯の根元（骨の中）に大きな病巣があるけどインプラント治療はできる？	54

4章　インプラントの最新テクノロジー

4- 1	インプラントを安全・正確に埋入するための最新技術はなに？	56
4- 2	きれいで長持ちする被せ物を作製する最新技術はなに？	58
4- 3	最新のインプラントの素材と表面性状はなに？	60
4- 4	インプラントのメインテナンスの最新技術はなに？	62
4- 5	今後インプラント治療で AI（人工知能）はどう使われていくの？	64

5章　　インプラントの不具合の調製方法

5- 1	インプラント体の残存率（寿命）は？	66
5- 2	インプラントの保証はどうなっているの？	68
5- 3	インプラント治療にはどんな失敗が起こるの？	70
5- 4	インプラント治療にはどんな合併症が起こるの？	72
5- 5	インプラント周囲炎ってなに？　治すことができるの？	74
5- 6	インプラント手術後のダウンタイム（回復期間）について教えて。	76

6章　結論と将来展望

6- 1	インプラントを長持ちさせるには？	78
6- 2	インプラント治療は将来どのように進歩していくの？	80
6- 3	MRI の撮影に影響はないの？	82
6- 4	インプラント治療の恩恵は？	84

| 関連書籍 | 86 |

はじめに

　この度「Q&A でわかる インプラント治療ガイド 2―患者さんがわかりやすい治療計画」を出版することになりました。前回、インプラント治療に関する患者様の疑問にお答えするための書籍「Q&A でわかる 専門家が作った患者さんのためのインプラント治療ガイド」を 2022 年に出版しました。今回はその内容をアップデートするため、そしてよりふみ込んだ専門的内容を網羅することを目的としています。

　インプラント治療は、日本国内においてかなりポピュラーとなりました。多くの歯科医院がインプラント治療に取り組んでおり、約 2 万人の歯科医師がインプラント治療を行っているといわれています。しかし世界的に見ると、日本のインプラント治療の浸透率（患者 1 万人あたりのインプラント使用本数）は、先進諸国の 1 / 3 程度、お隣の韓国の 1/10 以下とかなり低いです。すなわち、患者様の歯の欠損を補う重要な治療法であるインプラントが、日本国内においてはいまだ十分に浸透していない現状があります。その理由として、医療制度の違いや教育体制の違いなどいろいろありますが、インプラント治療に対する医療サイドの専門性の欠如および患者様に的確な情報開示ができていないことも大きな要因と考えられます。

　インプラント治療は必ず手術をともなうため、患者様が多かれ少なかれ不安を感じるのは当然のことです。それに対して医療サイドは、患者サイドの求めや疑問に対して、満足にこたえられていないと考えます。本書を通して、患者様がインプラント治療に対する理解を十分に深められ、安心して治療に進めるよう、ポピュラーな疑問だけでなく治療に携わる臨床医でも正しく理解していない点にも切り込んで解説しています。本書を通して患者様に多くの福音をもたらすことを期待します。また、執筆いただいたインプラント治療のエキスパート諸氏のご尽力に心より感謝申し上げます。

2024 年 9 月吉日

勝山　英明

執筆者一覧

[監修]
勝山英明（かつやま・ひであき）
医療法人社団さくら会 MM デンタルクリニック 理事長
日本口腔インプラント学会専門医・指導医、日本顎顔面インプラント学会指導医
CID Club 理事長、ITI 名誉フェロー

[著者]
甘利佳之（あまり・よしゆき）
アマリ歯科・矯正歯科・口腔外科クリニック 院長
日本口腔インプラント学会専門医
CID Club 常任理事、ITI フェロー

安斉昌照（あんざい・まさてる）
医療法人社団 OHP あんざい歯科 理事長
日本顕微鏡歯科学会認定医
CID Club 理事

大谷昌宏（おおたに・まさひろ）
麻布十番商店街歯科
日本口腔インプラント学会専門医
CID Club 常任理事

小川秀仁（おがわ・ひでひと）
医療法人社団秀和会おがわ歯科クリニック 理事長
日本口腔インプラント学会専門医
CID Club 理事

上浦庸司（かみうら・ようじ）
医療法人 熊澤歯科 上浦歯科クリニック 院長
北海道大学歯学部臨床教授
CID Club 理事、ITI フェロー

河合竜志（かわい・りゅうじ）
けやき歯科クリニック 院長
日本顕微鏡歯科学会認定医
CID Club 理事

川﨑雄一（かわさき・ゆういち）
医療法人 ORC 川﨑歯科医院 院長
日本口腔インプラント学会専門医
CID Club 理事

北林秀一（きたばやし・ひでかず）
医療法人 真和会 ファミリー歯科 理事長
日本抗加齢医学会専門医
CID Club 理事、ITI フェロー

佐久間栄（さくま・しげる）
医療法人社団さくま歯科医院 理事長
日本口腔インプラント学会専門医・指導医
CID Club 副会長、ITI フェロー

高野清史（たかの・きよふみ）
ナチュール歯科 院長
日本口腔インプラント学会専門医
CID Club 会長、ITI フェロー

田中博子（たなか・ひろこ）
医療法人社団中真会すわのき歯科クリニック
理事長、日本口腔インプラント学会専門医
CID Club 理事

新村昌弘（にいむら・まさひろ）
医療法人社団健進会にいむら歯科医院 理事長
日本口腔インプラント学会専門医・指導医
CID Club 常任理事、ITI フェロー

松山文樹（まつやま・ふみき）
医療法人社団練藏会 松山デンタルオフィス中野 理事長
日本口腔インプラント学会専門医
CID Club 理事

1-1 インプラント治療は他の治療法と比べて、どう優れているの？

インプラントは"第二の永久歯"

歯を失った後の治療法にはブリッジ、入れ歯、インプラントという3つの方法があります。

インプラントは自分の歯と同じくらいかむ力（咬合力）があり、"第二の永久歯"ともいわれています。また、入れ歯と比較してもかむ力および食品粉砕能力はインプラントの方が約3倍大きくなります。

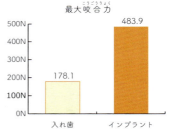

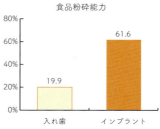

図：Gonçalves TM, Campos CH, Gonçalves GM, et al. J Dent Res. 2013 Dec;92(12 Suppl):189S-94S. より

周りの歯に負担をかけない

寿命に関しては、ある研究によると、人工の歯の6年生存率は入れ歯で33.3％、ブリッジで77.4％、インプラントでは94.7％という結果です。また、歯を失った前後の歯の10年生存率は、入れ歯の留め金をかけている歯は56％、ブリッジの支台の歯は92％となります。インプラントは前後の歯に負担をかけず、むしろ負担を軽減するので98％とほぼ100％に近い生存率です。

A. よくかめて、インプラント自体の寿命が長く、周りの歯の寿命も延ばすことが可能な点です。

	入れ歯	ブリッジ	インプラント
人工の歯の 6年生存率	33.3%	77.4%	94.7%
前後の歯の 10年生存率	56%	92%	98%

設計の変更が可能

　インプラントの特徴の1つとして「ライフステージに応じた設計に変更が可能」があげられます。将来的に要介護状態になった際に、メインテナンス（定期検診）しやすいように固定性の人工の歯をインプラント支台の入れ歯に変更したり、場合によってはアバットメント（連結装置）をはずしてインプラント体を歯ぐきの中に封じ込めることも可能です。

　残っている歯や歯が抜けた部分の状況などにより治療法の選択肢は変わります。しかし、条件が合えば、インプラント治療は他の治療法よりよくかめて、インプラント自体の寿命が長く、周りの歯の寿命をも延ばすことが可能となる優れた治療法といえるでしょう。

Kurosaki Y, Kimura-Ono A, Mino T, Arakawa H, Koyama E, Nakagawa S, Nguyen HTT, Osaka S, Saeki M, Minakuchi H, Ono M, Maekawa K, Kuboki T. Six-year follow-up assessment of prosthesis survival and oral health-related quality of life in individuals with partial edentulism treated with three types of prosthodontic rehabilitation. J Prosthodont Res. 2021 Aug 21;65(3):332-9.
De Souza AB, Papaspyridakos P, Weber HP, Vazouras K, Matarazzo F. Effect of dental implant therapy on the preservation of orofacial tissues: A systematic review and meta-analysis. Clin Oral Implants Res. 2023 Sep;34 Suppl 26:240-56.

1章　インプラント治療を受ける前に知っておくべきこと

1-2 インプラントって一生ものなの？

9割の人が10年以上使用

　厚生労働省の発表によると、インプラント体の10～15年の生存率は上あごで約90％、下あごで約94％となっています。つまり、約9割の人が10～15年インプラント体を使い続けているということとなります。ですので、インプラント体は一生もつ可能性を秘めています。しかし、細菌が繁殖してインプラント周囲炎（5-5参照）になると、周囲の骨が吸収しインプラント体を撤去しないといけない場合や、過大な力がかかりインプラント体が破折するというトラブルも可能性は低いですが存在します。ですから、日々のお手入れや歯科医院での定期的な検診（メインテナンス）がとても重要なのです。

インプラントの10～15年生存率	
上顎	下顎
90％	94％

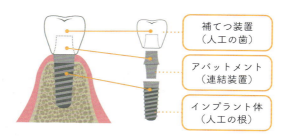

A. 手術した時点での年齢や状況にもよりますが、一生もつ症例も多くあります。

機能にもコストパフォーマンスにも優れている

　人工の歯に関してはインプラント治療も他の治療法と同じで、すり減ったり破折したりすることがあります。5年経過後には49%がすり減り、9.5%が破折しているというデータもあります。ですから、とくに人工の歯は一生ものではなく一定期間経過後に修理や交換するようなイメージをもっていただいたほうがよいのかもしれません。

　しかし、インプラントの寿命が入れ歯やブリッジの寿命よりも長いことを考えると、インプラント治療は機能的にもコストパフォーマンス的にも優れた治療法であるといえます。なによりもインプラントは周りの歯や歯ぐきの負担を減らし、その寿命さえ延ばすので、その価値はプライスレスです。

人工の歯の5年経過後の合併症率	
すり減り	破折
49.0%	9.5%

日本歯科医学会厚生労働省委託事業「歯科保健医療情報収集等事業」歯科インプラント治療の問題点と課題等作業班．厚生労働省委託事業「歯科保健医療情報収集等事業」歯科インプラント治療のための Q&A. 2014. chrome-extension://efaidnbmnnnibpcajpcglclefindmkaj/https://www.mhlw.go.jp/seisakunitsuite/bunya/kenkou_iryou/iryou/shika_hoken_jouhou/dl/01-02.pdf（2024年5月14日アクセス）
Papaspyridakos P, Bordin TB, Kim YJ, El-Rafie K, Pagni SE, Natto ZS, Teixeira ER, Chochlidakis K, Weber HP. Technical Complications and Prosthesis Survival Rates with Implant-Supported Fixed Complete Dental Prostheses: A Retrospective Study with 1- to 12-Year Follow-Up. J Prosthodont. 2020 Jan;29(1):3-11.

1-3 インプラント治療は誰でも受けられるの？

高齢者の注意点

　インプラント治療に年齢の上限はありません。つまり、高齢者でも治療は可能で、暦年齢それ自体がインプラント治療の成功を妨げる要因にはなりません。しかし、年齢を重ねるごとに複数の全身疾患を同時に保有する頻度は高くなり、それはリスクとなりますので注意が必要です。とくに、循環器疾患、糖尿病、骨粗しょう症、自己免疫疾患および精神・神経系疾患などには注意が必要です。また、多くの薬を服用している場合もリスクとなります。ですので、なるべく早めの手術が望ましいです。また、インプラント治療をする際には、主治医に全身状態と服薬状況をすべて申告してください。手術前には血液検査をはじめとする全身的検査が必要です。

インプラント治療の全身的リスクファクター

1　年齢	8　腎機能障害
2　喫煙	9　呼吸器疾患
3　循環器疾患	10　糖尿病
（高血圧、心疾患など）	11　骨粗しょう症
4　脳血管障害（脳卒中）	12　自己免疫疾患
5　血液疾患	13　精神・神経系疾患
6　消化器疾患	14　アレルギー
7　肝機能障害	15　腫瘍

A. 全身状態に問題がなく、骨の成長の停止後であれば、誰でも受けられます。

若年者の注意点

インプラント治療には年齢の下限があります。インプラント治療は、身体と顔の骨の成長と発育がいったん停止してから可能となります。成長発育には個人差がありますが、治療可能な年齢の基準は約20歳と考えられています。❶6か月間隔で頭部X線規格写真による観察で顔の骨の成長に1年間変化がないこと、❷2年間で身長の変化が0.5cm/年未満であること、❸手根骨を観察することなどにより顔の成長のいったん停止を確認してインプラント治療が可能となります。

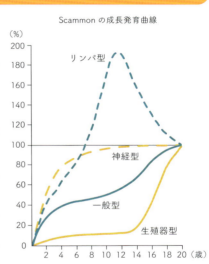

Scammonの成長発育曲線

このように、全身状態に問題がなければ、インプラント治療は骨の成長の停止後であれば誰にでも可能ということとなります。

公益社団法人日本口腔インプラント学会（編）. 口腔インプラント治療指針2020 検査法・診断からリスクマネジメントまで. 東京：医歯薬出版, 2020：105.

1章 インプラント治療を受ける前に知っておくべきこと

11

1-4 インプラントの費用はなぜ医院によって違うの？

費用設定が異なる理由

　インプラント治療は健康保険適応外の自由診療で、各医院で独自の費用設定となります。目安としてインプラント1本の治療費（人工の歯を含む）は、40～65万円が相場です。日本口腔インプラント学会の統計でも「診療費用はある程度の幅があるのが実情です」と発表しています。

　主に以下の理由でインプラント診療の費用設定は異なってきます。

❶歯科医院および歯科医師の専門性や資格

　各学会での専門医などの資格取得の有無。

❷経験

　インプラント研修施設やスタディーグループでの継続した研修や日々の臨床で得た知識や技術などの違い。

❸医院の設備や使用材料の充実度

・先進医療機器を備え隔離された清潔な手術室の設置や歯科用 CT、マイクロスコープ、口腔内スキャナーなどの設備の有無。

・使用する器具や材料のクオリティ、質や精度の高いプレミアムインプラントメーカーの使用などの違い。

❹充実したアフターケア

　インプラント治療終了後の継続的で充実したアフターケアの有無。

❺立地条件

　一般的にインプラント診療の費用は、スタッフの人件費や歯科医院

A. 自由診療であり、歯科医師の資格、経験、医院の設備、治療内容や立地条件によって異なるからです。

の賃料など立地条件も反映されるため、大都市圏では費用が高くなる傾向があります。また、大学附属病院の場合、一概にはいえませんが、開業医院より診療費用が高いことが多いようです。

1章 インプラント治療を受ける前に知っておくべきこと

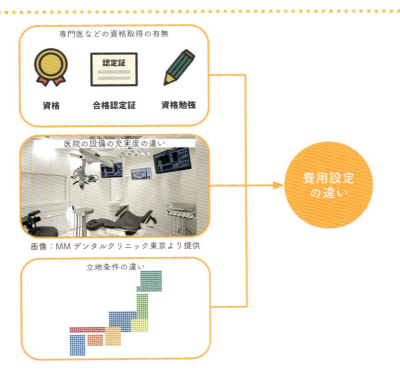

画像：MMデンタルクリニック東京より提供

公益社団法人日本口腔インプラント学会."教えて、インプラント治療ってなに"インプラントの費用は？．
https://www.shika-implant.org/min-implant/beginner/cost/（2024年5月29日アクセス）

1-5 インプラント治療で老化を予防できるの？

インプラントで予防できること

　老化は、加齢の結果として誰にでも起こる生理的な機能低下である「生理的老化」と、病気やケガの結果でその合併症によって起きる誰にでも起きるとは限らない「病的老化」の2つに分けられます。

　インプラントはかむ力と咀嚼能力が天然歯に匹敵しており、以下を予防することが可能です。

❶自信喪失

　フレイル（加齢にともなう心身虚弱の状態）のスタートポイントは社交性の欠如です。入れ歯などに比べ、インプラントは審美的で固定性がよいため自信がみなぎり、社交性を維持できます。

❷筋力低下

　インプラントでかむ力が向上し、咬筋（顔側面の筋力）を刺激して筋力の厚みを維持します。また、咀嚼能力が向上することにより筋肉をつくるタンパク質が摂取しやすくなり、さらに咬筋の厚みを維持します。咬筋が厚ければ全身の筋肉は維持されるといわれています。

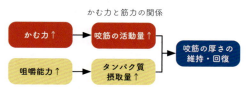

Yamaguchi K, Tohara H, Hara K, et al. BMC Geriatr. 2018 Mar 8;18(1):67. より

A. はい。生理的老化の進行を穏やかにして、病的老化を防ぐことができます。

❸低栄養

インプラント治療により、硬い食材や細かい食材など多品目の食物の摂取が可能となり栄養バランスをよくすることができます。

❹転倒

インプラント治療により体幹バランスを維持できること、前述の筋力の低下を予防できることにより転倒予防につながります。

❺アルツハイマー型認知症（AD）

インプラント治療により脳への刺激が向上し、食生活も変化できることによりADを予防できます。かみ合わせを整えるとADの原因物質の1つであるアミロイドβという異常タンパク質を正常値にコントロールできるという興味深い研究もあります。

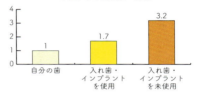

Kikutani T, Yoshida M, Enoki H, et al. Geriatr Gerontol Int. 2013 Jan;13(1):50-4. より

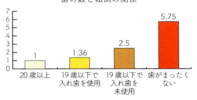

Yamamoto T, Kondo K, Misawa J, et al. BMJ Open. 2012 Jul 31;2(4):e001262. より

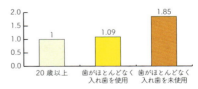

Yamamoto T, Kondo K, Hirai H, et al. Psychosom Med. 2012 Apr;74(3):241-8.

池邊一典．咬合は，栄養摂取，運動機能，認知機能にどのように影響するか？老年歯科医学．2020;35（1）:19-28.

2-1 インプラント治療を成功させるにはどんなことが必要なの？

インプラントの治療計画について

　インプラント治療を成功に導くには、最初に現在のお口や顔貌など個々の状況を検査して問題点を抽出します。計画案は1つとは限らず、患者様の状況に合わせていくつかの治療オプションを提案します。実現可能な治療計画の立案には最初にさまざまな因子を評価します。

　治療計画の決定に影響を及ぼす因子として、

❶治療の部位や欠損の大きさ

❷お口 (残っている歯や歯ぐき) の状態

❸骨格や歯並びの状態

❹年齢や全身の健康状態

❺患者様の生活背景

　などが挙げられます。

　患者様の要望や制約を鑑みて現実的な治療計画を立案することは、治療への疑問や不安を解消して治療ゴールの方向性を互いに一致させ、円滑に治療を進めるために重要です。

　近年、デジタルテクノロジーの進歩によりコンビーム CT・口腔内スキャナー・フェイススキャナーなどを使い、データを重ね合わせる（マッチング）ことで従来よりも明確な診査や治療シュミレーションの作成、また精度の高い手術用ガイド装置や被せ物の製作が可能になってきました。

A. 専門性の高い治療なので、十分な診査とエビデンスに基づく治療計画の立案が必要です。

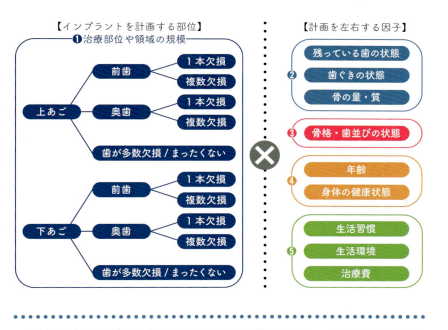

図の左はインプラントが必要な部位や範囲を表し、異なる場所や欠損の大きさによって治療計画と方法が変わります。

図の右は患者様一人ひとりの状況によって治療の制約や方法が異なるため、これらの評価を加味して最善案を提示します。

公益社団法人日本口腔インプラント学会（編）．口腔インプラント治療指針2020 検査法・診断からリスクマネジメントまで．東京：医歯薬出版，2020．

2-2 疾患に対して、薬を飲んでいるが インプラント治療はできるの？

注意が必要な疾患と薬

●骨粗しょう症（一部がんの治療）

治療に使う一部の薬の副作用から、あごの骨が壊死する病気があります。これを薬剤関連顎骨壊死（Medication-Related Osteonecrosis of the Jaw :MRONJ）といいます。ポジションペーパー 2023 では、医科歯科薬科の連携が必要だが、抜歯などの歯科処置・手術前の予防的休薬は不要となっています。注射による加療を受けている場合は、インプラントは非適用となります。

●高血圧

降圧薬のうち、レニン - アレジオテンシン系（RA 系）に作用する薬である ACE 阻害薬、ARB、ARNI は、手術中の低血圧が起こりやすくなるため、添付文書にて「手術前 24 時間は投与しないことが望ましい」と記載されています。

●チタンアレルギー

インプラント治療は、チタン合金であるインプラント体をあごの骨に埋め込みます。チタンは、アレルギーを起こしにくい金属で、医療分野においてもペースメーカー（人工心臓）、人工関節などの材料として人体内で使用されています。しかし、まったくアレルギーを起こさない物質でもなく、1,000 人にパッチテストを行ったところ、5 人（0.5%）にチタンの陽性反応があったという報告もあります。

A. 薬の種類によっては、治療リスクが上昇する、もしくは治療できない場合もあります。

●抗うつ薬

　骨の代謝や歯周組織の治癒力に影響を与えるため、骨との結合を阻害しインプラントの早期脱落リスクが4倍になると報告されています。

●鎮痛薬 (NSAIDs)

　インプラントの骨統合に失敗することは稀ですが、非ステロイド性抗炎症薬（NSAIDs）は、骨の治癒と修復に重要なプロスタグランジンE_2の合成を阻害する因子となることが示唆されているため、使用の注意が必要です。

●胃薬

　胃の壁細胞に存在し胃酸分泌を促進するヒスタミン受容体を競合的に拮抗するH_2ブロッカーは、副反応として稀に血液障害や、歯ぐきからの出血、発熱を起こすため、インプラント手術後の治癒に影響する可能性があります。

●高用量ステロイド治療

　ステロイドのレセプターは全身の臓器に分布しているため、副作用は多岐にわたります。とくに高血糖、高血圧、不整脈の発現や、中長期投与で無菌性骨壊死や骨粗しょう症など、骨に関わる疾患につながるので注意が必要です。

顎骨壊死検討委員会. 薬剤関連顎骨壊死の病態と管理：顎骨壊死検討委員会ポジションペーパー 2023.
https://www.jsoms.or.jp/medical/pdf/2023/0217_1.pdf（2024年7月2日アクセス）
Wismeijer D, Sailer I, Stilwell C (eds). Proceedings of the Seventh ITI Consensus Conference. Clin Oral Implants Res. 2023; 34（Suppl 26）.

2章　患者さんでも理解できるインプラントの治療計画

2-3 歯を抜いたら、すべてインプラントの適応になるの？

抜歯になる理由

　自分の歯で、いつまでも美味しくかめることは理想です。しかし、以下のような理由で抜歯せざるを得ない場合があります。

〈抜歯しなければならない理由〉

❶むし歯がひどく保存不可能な歯
❷歯周病が重度に進行した歯
❸歯が破折(はせつ)（折れたり、割れたり）してしまった場合
❹歯の根っこに大きな病巣がある場合
❺奥歯の歯の分岐部（股の部分）の骨が吸収した場合
❻歯並びが悪く清掃性に問題がある場合
❼歯を残すことにより予知性が低い場合
❽その他、治療計画により戦略的に抜歯した方がよい場合

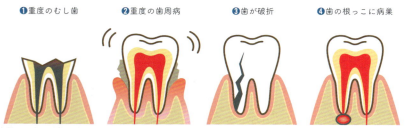

❶重度のむし歯　❷重度の歯周病　❸歯が破折　❹歯の根っこに病巣

上記のような状態の歯を無理に長く残しすぎると、骨が大きく減り、インプラント治療が難しくなる場合があります。

A. ほとんどの場合、適応となりますが、インプラント治療のメリット・デメリットを検討し、決定します。

インプラント適応のメリットとデメリット

〈メリット〉
- よくかめるようになる
- 自分の歯を守ってくれる
- 歯を削らなくてよい（近接する歯が未治療歯の場合）
- ブリッジが適応でない（ブリッジの土台の歯が弱い）
- 入れ歯を入れたくない、気にせずなんでも食べたい
- 入れ歯を入れられない、おう吐反射が強い
- 骨隆起（お口の中にできるコブ）が大きく、入れ歯の適応でない
- 健康的で若々しくありたい
- 他の治療法より成功率が高い　など

〈デメリット〉
- 手術が必要である
- 治療費が高額になる
- 治療期間が長い　など

2章 患者さんでも理解できるインプラントの治療計画

水上哲也．抜歯適応基準を再考する：歯周病学の立場から．日本口腔インプラント学会誌．2018；31（4）：24-32.

2-4 骨の量が足りないとインプラントはできないの？

骨を増やすためには

●骨造成

　ある一定以上の太さと長さのインプラントを選択することで残存率は上昇します。しかし、治療部位において、あごの骨が重度に水平的・垂直的に退縮していたり、隣接する副鼻腔（上顎洞）や神経の走行によって、適正なサイズのインプラントが使えない場合に行う処置を「骨造成」といいます。骨造成には、治療の部位、解剖学的形態やあごの骨の退縮の状態から、使う材料や術式によってさまざまな方法が適用になり、歯科医師の高い診断力と技術力が必要となります。

▶詳しくは「Q&Aでわかる 専門家が作った患者さんのためのインプラント治療ガイド」（2022年）をあわせてご参照ください。

●使用可能な移植材料

　自家骨、同種骨（他家骨）、異種骨、代用骨とがあり、それぞれに特有の特徴があります。また、術式によって使い分ける必要があります。各国の法的規制によって使用できる材料にも違いがあります。移植材料の代表的な特徴として挙げられるものに、吸収性と非吸収性があります。吸収性の材料は、体内の細胞に貪食されるもの、加水分解され水分になり出ていくもの、ポリ乳酸のように異物になって体外へ出ていくものなど、いろいろなタイプがあります。一方、非吸収性の材料は、一部体内に吸収されるものもありますが、ほとんどのボリュームが残ります。

A. いいえ、骨造成することにより治療は可能となります。しかし、骨の量が少ないほど難易度が高くなります。

骨造成の方法①：骨再生誘導（GBR）法

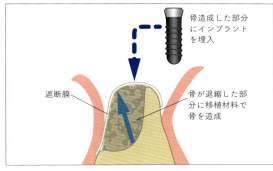

骨造成の方法②：サイナスリフト（上顎洞底挙上術）

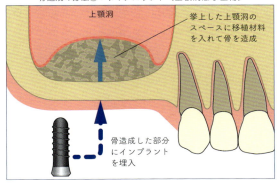

2章 患者さんでも理解できるインプラントの治療計画

公益社団法人日本口腔インプラント学会（編）．口腔インプラント治療指針2020 検査法・診断からリスクマネジメントまで．東京：医歯薬出版, 2020．
Chen S, Buser D, Wismeijer D（編），黒江敏史, 上浦庸司, 勝山英明, 船越栄次（監訳）.ITI Treatment Guide Volume 5 上顎洞底挙上術．東京：クインテッセンス出版, 2013．
Chen S, Buser D, Wismeijer D（編），黒江敏史, 勝山英明, 船越栄次（監訳）.ITI Treatment Guide Volume 7 インプラント患者への歯槽堤増生術．東京：クインテッセンス出版, 2014．

2-5 上あごと下あごのインプラント治療ではなにか違いがあるの？

上あごと下あごの違い

　上あごと下あごでインプラント10年経過の生存率（長持ち度）は、従来、上あごより下あごの方が高い傾向でしたが、近年、上下のあごとも高い生存率(約95%前後)が示されています。しかし65歳以上の高齢者ではインプラント喪失リスクが増加するとも報告されています。

〈インプラント治療で考慮すべき上あごと下あごの違い〉

❶骨密度の違い

　あご骨は、外側が緻密な皮質骨で、内側が血液豊富な網目状の海綿骨で構成されています。一般的に上あごより下あごの方が皮質骨が厚く、上あごの奥歯（臼歯部）の海綿骨は緻密度が低い傾向があります。緻密度が低いとインプラントの固定に影響します。逆に緻密な骨は硬いため、骨を削る時の火傷や血液不足によるインプラントの早期脱落が懸念されます。

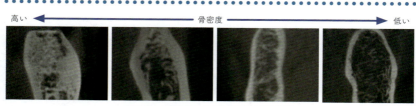

コンビームCTによる下あごの骨の断面画像

24

A. 上あごと下あごでは骨の形態や特徴、密度が異なるため、治療の計画や方法が変わります。

❷骨の形態的特徴の違い

　上あごの奥歯（臼歯部）の上には空洞（上顎洞：A）が存在するため、骨（B）が不足する場合があります。下あごの奥歯の内側は形状が陥凹（C）しているため、内側（舌側）の骨が制約される場合があります。

❸神経・血管の局在の違い

　上あごの前歯の真ん中（D）には切歯管が存在し、上顎洞の骨壁には後上歯槽動脈（E）が存在します。下あごの奥歯の骨内（F）に下顎管が存在し、下あごの内側（G）には舌下動脈・オトガイ下動脈が存在します。治療計画立案時には、これらの神経血管への接触を回避した計画を検討します。

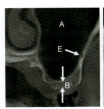
上顎洞の断面画像

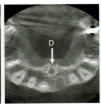
上あご前歯部分の断面画像

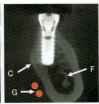
下あごの断面画像

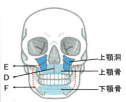

2章　患者さんでも理解できるインプラントの治療計画

Lekholm U, Zarb GA. Classification of Bone Density/Quality. 1985.
Howe MS, Keys W, Richards D. Long-term (10-year) dental implant survival: A systematic review and sensitivity meta-analysis. J Dent. 2019 May;84:9-21.20. PMID: 30904559.

25

2-6 インプラント手術をして、いつからかめるようになるの？

インプラントを入れてからかめるようになるまで

インプラント治療を計画する時、2つのタイミングを考慮する必要があります。

❶インプラントを埋入する時期の分類

1：抜歯と同時にインプラント埋入
2：抜歯後4～8週（軟組織の治癒後）にインプラント埋入
3：抜歯後12～16週（一部骨の治癒後）にインプラント埋入
4：抜歯から6か月以上経過後にインプラント埋入

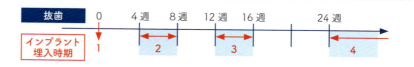

❷インプラント埋入後にかめるようになる時期の分類

A：インプラント埋入から1週間以内にかめるまたは見た目上の回復
B：インプラント埋入から2か月以内にかめるようにする
C：インプラント埋入から2か月以降にかめるようにする

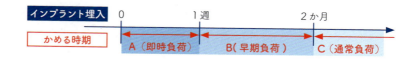

インプラントの埋入手術直後は、単に既存の骨にインプラントが食

A. 状況に応じて手術当日から数か月後までかめる時期に差があります。

い込んでいるに過ぎません。その後、インプラントの表面に新しい骨の細胞が直接生着することで完全に固定されます。インプラント埋入のタイミングは、手術部位の環境によって変わりますが、近年では条件が整えば抜歯と同時にインプラントを埋入したり、すぐに仮歯を装着して審美的な回復もできます。世界的に評価されたエビデンスで、手術直後に仮歯を装着する実証も増えており、治療期間の短縮や見た目の早期回復などメリットは大きいです。しかし、条件を満たすかの見極めが必要です。複雑な抜歯や大きな病巣を摘出した直後は、十分に骨がなく、インプラントが固定できません。したがって、メリットがリスクを上回る条件下で行われる必要があります。

各タイプによるプロトコールの実証

	荷重プロトコール		
	即時修復／即時荷重（タイプA）	早期荷重（タイプB）	通常荷重（タイプC）
インプラント埋入プロトコール			
即時埋入（タイプ1）	タイプ1A（CD）	タイプ1B（CD）	タイプ1C（SCV）
早期埋入（タイプ2〜3）	タイプ2〜3A（CID）	タイプ2〜3B（CID）	タイプ2〜3C（SCV）
遅延埋入（タイプ4）	タイプ4A（CD）	タイプ4B（SCV）	タイプ4C（SCV）

SVC：科学的にも臨床的にも完全に実証された（緑）、CD：臨床的に検証された（黄）、CID：臨床的に検証が不十分（赤）　Wismeijer D, et al. Clinical Oral Implants Research. 29(16): 2018 より

Wismeijer D, Barter S, Donos N (eds), Lambert F, Hamilton A. ITI Treatment Guides Vol. 14. Immediate Implant Placement and Loading: Single or Multiple Teeth Requiring Replacemen. Berlin: Quintessence Pub, 2023.
Wismeijer D, Buser D, Belser U (eds), 勝山英明, 船越栄次. ITI Treatment Guide Volume 4 インプラント歯学における荷重プロトコール 無歯顎患者. 東京：クインテッセンス出版, 2010.

2章　患者さんでも理解できるインプラントの治療計画

2-7 複数の前歯がない場合の治療計画はどうなるの？

前歯（2本以上）のインプラント治療

　前歯部でインプラント治療をする時に一番問題になるのは審美性の獲得です。前歯部においては連続した複数歯欠損ではその治療の難易度が高く、状況により多くの注意点が必要となります。

〈2歯連続欠損の場合の重要ポイント〉

- 2歯連続欠損は一般的には2本のインプラントを配置しますが、状況によっては1本のみの選択もあり得ます。
- インプラント間距離が3.5mm以上とれない場合は直径の細いインプラントの使用を検討します。
- 二回法のインプラントを使用することにより審美性が獲得しやすくなります（3-1参照）。
- インプラントより土台が細いタイプの使用により術後の周囲組織の安定が獲得しやすいです。

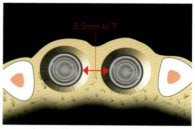
インプラント間の距離が3.5mm以上取れない

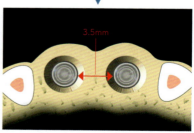
直径の細いインプラントの選択

A. 一般に難易度が高く、多くの場合骨造成を必要とし、インプラント本数と配置にバリエーションがあります。

〈4歯連続欠損の場合の重要ポイント〉
- 必要最小限の本数（2本以上）の選択が望ましいです。
- インプラント同士が近接しない配置が必要です。
- インプラントが天然歯にあまり近接しない配置が必要です。
- 側切歯には細いインプラントを選択します。
- インプラント後方にダミー歯を配置することもあります。

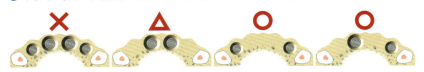

〈6歯連続欠損の場合の重要ポイント〉
- 必要最小限の本数（2本以上）の選択が望ましいです。
- インプラント同士が近接しない配置が必要です。
- インプラントが天然歯にあまり近接しない配置が必要です。

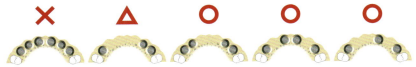

Rodríguez-Ciurana X, Vela-Nebot X, Segalà-Torres M, Calvo-Guirado JL, Cambra J, Méndez-Blanco V, Tarnow DP. The effect of interimplant distance on the height of the interimplant bone crest when using platform-switched implants. Int J Periodontics Restorative Dent. 2009 Apr;29(2):141-51.

Testori T, Weinstein T, Scutellà F, Wang HL, Zucchelli G. Implant placement in the esthetic area: criteria for positioning single and multiple implants. Periodontol 2000. 2018 Jun;77(1):176-96.

2-8 複数の奥歯（臼歯）がない場合の治療計画はどうなるの？

臼歯部（2本以上）のインプラント治療

臼歯部でインプラント治療をする時に重要なのは以下の点です。
- 力の負担を考慮したインプラントの本数、配置の設計を行う。
- 骨の質や骨の量を考慮した直径、長さの選択を行う。
- 第一大臼歯か第二大臼歯まで行うかどうかで本数を設計する。
- 解剖学的制約やリスクを考慮してインプラントの長さ、本数の配置を設計する。
- 患者様の年齢やリスクを考慮した外科的侵襲度によるインプラントの長さ、本数の配置を設計する。

〈上あごの臼歯部の場合の重要ポイント〉
- 骨造成した部位はなるべく1歯1本のインプラント埋入が望ましい。
- 骨の質がよい場合は必要最小限の埋入本数とする。
- 高齢者やリスクのある患者様は大きな手術を避けショートインプラントの選択が望ましい。
- かみ合わせに問題がある場合は本数を増やし連結を行う。

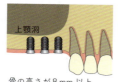

骨の高さが8mm以上
▶ショートインプラント使用

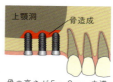

骨の高さが5〜8mm未満
▶ソケットリフトで骨造成

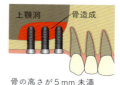

骨の高さが5mm未満
▶ラテラールアプローチで骨造成

A. 骨の量や歯のない本数と患者の年齢・全身状態により本数と配置が変わります。

〈下あごの臼歯部の場合〉

- 下歯槽神経、オトガイ孔などの解剖学的状況によりインプラント本数を減らす場合がある。
- 骨がない場合は可能であれば骨造成してインプラントを埋入する。
- 長いインプラントが埋入できた場合は必要最小限の本数を埋入する。
- 高齢者やリスクのある患者様は骨造成を避ける。

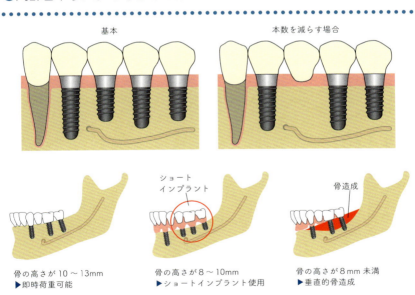

Thoma DS, Cha JK, Jung UW. Treatment concepts for the posterior maxilla and mandible: short implants versus long implants in augmented bone. J Periodontal Implant Sci. 2017 Feb;47(1):2-12.

2章 患者さんでも理解できるインプラントの治療計画

2-9 歯がすべてない場合の治療計画はどうなるの？

インプラントで入れ歯を安定させる（オーバーデンチャー）

　費用を低く抑えることができます。入れ歯が許容できる方に適応します。使用するインプラントの本数は、2～4本となり、インプラントで取り外し式の総入れ歯をお口の中で動かないように支えます。歯の配列に自由度があり、かみ合わせの設計に優位です。インプラントと総入れ歯の接合部には、さまざまな形のアタッチメントを使います。たとえば、ロケータータイプ、ボールタイプ、バータイプ、磁性体を使って吸い付けるタイプなどです。インプラントと粘膜の双方で咬合力を支えます。欠点として、高齢になると入れ歯が外せなくなったり、長期に使う場合は入れ歯の作り替えが必要になります。

オーバーデンチャー

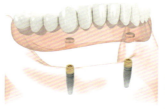

© Nobel Biocare

32

A. インプラントを使って入れ歯を安定させる場合と完全固定式のブリッジとがあります。

インプラントの完全固定式ブリッジ（ボーンアンカードブリッジ）

歯がまったくない（無歯顎）状態で、下あごであれば5〜6本、上あごであれば6〜8本のインプラントを用いて、上部構造をスクリューまたはセメントで連結固定するブリッジの形態をした被せ物です。最近では、4本で固定することができる治療法もあります。

設置するインプラントは並べる歯に対して平行に埋入するため、歯を並べる位置はインプラントのポジションに依存されます。インプラントのみで咬合力を支え、完全な固定式となるため、取り外す煩わしさがありません。欠点としては、費用が高くなり、患者様自身で外すものではないために清掃性が悪くなります。

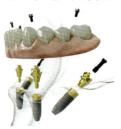

ボーンアンカードブリッジ

© Nobel Biocare

公益社団法人日本口腔インプラント学会（編）. 口腔インプラント治療指針2020 検査法・診断からリスクマネジメントまで. 東京：医歯薬出版, 2020.
Wismeijer D, Chen S, Buser D（編）, 黒江敏史, 船越栄次（監訳）. ITI Treatment Guide Volume 9 高齢患者へのインプラント治療. 東京：クインテッセンス出版, 2017.

2章 患者さんでも理解できるインプラントの治療計画

2-10 オールオン（All-on）治療とは どんな治療なの？

インプラントの治療計画について

　精密な治療計画を立案し、インプラント埋入から当日（または翌日）にインプラントの仮の歯まで入るオールオン4-6（All-on 4-6）は、もっとも効率のよい治療方法の一つです。

メリット	デメリット
・少ない本数で入れ歯から解放 ・インプラント手術をした当日または翌日には食事してかむことができる ・痛みが比較的少ない ・手術回数を少なくして身体的な負担も、費用面の負担も軽減できる	・費用が高額 ・インプラント手術時間が長い ・残っている骨の状態によりできないことがある ・術式や治療計画が難しい（できる歯科医師が限られている） ・暫間インプラントを使用する場合がある

　あごの骨の量・高さ・形、顔の形などによって、適応症が変わります。また、難度の高い術式なので、限られた専門医しかできない場合が多いです。治療方法や術式、治療費などは担当医とよくご相談ください。

A. 4～6本のインプラントのみでブリッジを固定する治療です。入れた即日に人工の歯が入る場合もあります。

オールオン治療の流れ
❶初診（口腔内診査、X線診断など）
❷口腔内模型診査説明、治療方法説明
❸インプラント治療ガイド試適、かみ合わせの確認など
❹インプラント手術と仮歯装着（手術当日または翌日に仮歯が入る）
❺抜糸とかみ合わせの調整
❻仮歯の調整とブラッシング指導
❼最終補綴物製作

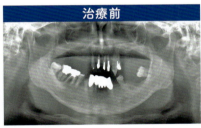

治療前

重度の歯周病で、グラグラして自分の歯でよくかめない状態

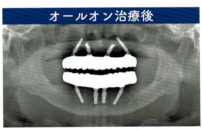

オールオン治療後

残っている歯をすべて抜歯して、インプラントを埋入し、固定性のブリッジが入った状態

2章 患者さんでも理解できるインプラントの治療計画

Chen S ,Weingart D（著），勝山英明，船越栄次，塩田　真（監訳）．別冊QDI 第4回ITIコンセンサス会議議事録 世界初のデジタルインプラントデンティストリー文献考察．東京：クインテッセンス出版，2010．

35

3-1 インプラント手術はどうやってやるの？

インプラント手術の流れ

　インプラント手術は、お口の中の検査を行い、その人に合った治療計画を立てて行います。骨がない場合は先に骨をつくるか、条件によってはインプラント体埋入手術と同時にさまざまな骨造成を行います。

❶検査（X線撮影〔CT含む〕・口腔内撮影・歯周基本検査）

❷コンサルテーション

❸歯周基本治療（ブラッシング指導・歯石除去・むし歯治療など）

❹口腔内清掃・麻酔

❺歯ぐきの切開・剥離

❻手術ガイド装着（オプション）

❼インプラント埋入手術

❽インプラントに合わせたサイズまでドリルであごの骨に穴を開けた後、インプラント体を埋入

❾骨造成などの追加処置（オプション）

❿縫合・止血

⓫術後検査（口腔内撮影・術後X線撮影〔CTなど含む〕）

　さまざまな部位や骨の状況により、手術内容や治療期間が変わります。骨に問題がない場合、1回法（外科手術を1回で行う）であれば4週後に口腔内スキャナーなどでの型取りに進み、骨造成などを行った場合には12週後以降に歯ぐきに埋まったインプラント体を歯ぐきから出す二次手術（2回法）を行います。

A. お口の中を清掃し、麻酔下でインプラント体をあごの骨に埋め込み（埋入）ます。

　1回法はインプラント埋入手術時に粘膜（歯ぐき）貫通型治癒用キャップを装着し、手術を一度で終わらせる方法です。

　2回法は手術時にスクリューホールを封鎖するためだけのキャップを装着し、一度粘膜で覆ってインプラントが骨と結合するのを待ちます。さまざまな追加骨造成や軟組織（歯ぐきなどの軟らかい組織）造成をともなう手術には2回法が用いられます。

　近年、一度で外科手術が終わる1回法が増加傾向にあります。

3章 インプラントのさまざまな手術方法

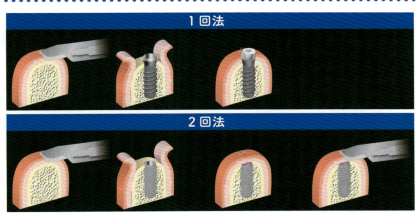

図：一般社団法人インプラント臨床研究会（編）．インプラントの"ヒヤリ・ハット""あるある"．東京：クインテッセンス出版，2021より

渡邉文彦．2 オッセオインテグレーションの獲得とインプラント体埋入術式．In：赤川安正，松浦正朗，矢谷博文，渡邉文彦（編）．よくわかる口腔インプラント学　第2版．東京：医歯薬出版，2011：18-9．

3-2 歯ぐきを切らないインプラント手術ってあるの？

歯ぐきを切らない手術方法

　歯ぐきを切らないインプラント埋入手術を、「フラップレス埋入手術」と呼び、従来の手術方法に比べて、手術後のダメージが少ないというメリットがあります。

　フラップレス埋入手術には次のような条件が必要です。

●角化粘膜（歯周囲の動かないピンク色の歯ぐき：ブラッシングしても痛くない部分）が豊富

●十分な骨量（骨の幅・高さがある）

●埋入する場所に神経や血管がない、もしくは十分な距離がある

● CT 撮影が必須

●シミュレーションソフトによる、手術ガイドの併用が望ましい

●高齢の場合や手術ダメージを最小にする必要がある場合

　CT データなどのデジタルデータを基に、シミュレーションソフトでインプラント埋入位置を仮想し製作された手術ガイド（4-1 参照）を用いるサポートシステムもあり、安心・安全に手術を行うことが可能です。また、歯ぐきを切開して骨を確認しながら行う従来の手術と違い、出血や痛み、腫れを少なくすることが可能です。切開しないため、縫合することもなく、手術時間や治療日数を短縮することも可能ですが、術前の精密な計画が必要になります。また、CT 撮影や手術ガイドなどの費用が別途発生します。

A. はい。インプラント体を埋め込む（埋入）部分の歯ぐきにだけ穴を開けて、埋入する手術方法があります。

3章 インプラントのさまざまな手術方法

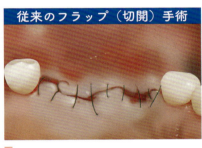

従来のフラップ（切開）手術

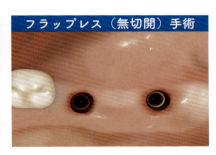

フラップレス（無切開）手術

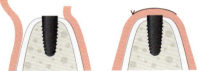

歯ぐきを切開するため、出血・痛み・腫れをともない、感染症にかかるリスクがある。

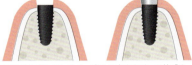

歯ぐきを切開しないため、痛みや出血などの不快感を最小限に抑え、回復も早く感染のリスクも少ない。

図：DIO デジタル株式会社より提供

Sclar AG. Guidelines for flapless surgery. J Oral Maxillofac Surg. 2007 Jul;65(7 Suppl 1):20-32.
Brodala N. Flapless Surgery. Computer-Assisted Implant Dentistry, ITI CC 2008.

3-3 骨が薄いといわれたが、インプラント治療は可能？

骨の厚みを増やす方法

インプラントの長期的な維持・安定のためには、インプラント周囲の骨は1.5mmの厚さがあることが望しいとされているため、幅の薄いあごの骨では長期的な安定は見込めません。さらに、インプラントを骨内に埋入(まいにゅう)した直後の安定（初期固定）が得られない場合は、インプラント治療そのものが失敗してしまうことがあります。そこで、骨の幅を厚く変化させるために、水平的な骨造成術を行います。

● 骨欠損が小さい場合

インプラントと同時に骨造成を行うことが多く、インプラント体の露出部に同じ手術部位から採取した自家骨（自分の骨）と、さらにその周囲に骨補填材料（骨に置換・骨の再生の足場になる材料）を設置して、吸収性のコラーゲンメンブレン（薄い膜状の材料）にて覆い、縫合をすることで、水平的な骨を再生させることが可能です。

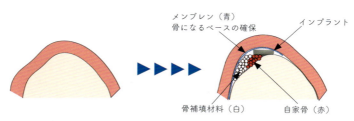

❶手術前。インプラントを支持できるだけの骨が存在するが、一部インプラントが露出する状態。

❷インプラント埋入と同時に骨の不足している部分へ骨造成を行う。

A. はい。骨の幅（厚み）を造成する治療と同時、もしくは造成後にインプラント治療が可能です。

●骨欠損が大きい場合

薄い骨の表面に骨補填材料もしくは自家骨を設置して、メンブレンを用いて緊密に覆い、固定します。メンブレンは吸収性・非吸収性があり、状況に応じて使い分けます。また、メンブレンの固定はピンや縫合のいずれかで行います。この他にも、ブロック状で採取した自家骨を移植する方法があります。

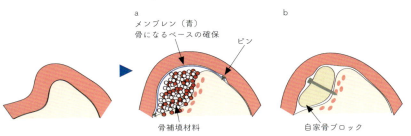

❶術前の状態（骨の幅がない状態）　❷骨補填材料の設置とメンブレンで被覆する（a）、または欠損部に自家骨ブロックをスクリューで固定して設置する（b）。

術後の知覚異常や感染などの合併症の発生率は、骨補填材料を用いた方法では文献により成功率と失敗率には異なる結果が出ています。

Sáez-Alcaide LM, González Gallego B, Fernando Moreno J, Moreno Navarro M, Cobo-Vázquez C, Cortés-Bretón Brinkmann J, Meniz-García C. Complications associated with vertical bone augmentation techniques in implant dentistry: A systematic review of clinical studies published in the last ten years. J Stomatol Oral Maxillofac Surg. 2023 Dec;124(6S):101574.

3章 インプラントのさまざまな手術方法

3-4 骨の高さがないといわれたが、インプラント治療は可能？

骨の高さを増やす方法

　インプラント体を支持できる骨の高さがなければ、一般的にインプラント治療はできないので、骨を増やす必要があります。しかし、垂直的な骨造成は非常に難しい手技の一つです。仮に垂直的な骨が獲得できても、新しい骨が吸収してしまうことがあるのでインプラント埋入と同時に追加で骨造成することがあります。

　垂直的に造成可能な骨量は一般的に約4～5mmですが、手技や経験によってさまざまなので、担当医によくご相談ください。

●骨の高さが不足している場合の垂直的な骨造成

　垂直的な骨造成は、水平性の骨造成と同様に、骨補填材料（骨に置換・骨の再生の足場になる材料）もしくは自分の骨を移植して、骨の足りない部分を補い、その周囲を非吸収性メンブレン（吸収しない薄い膜状の材料）で緊密に覆う必要があります。また、メンブレンはピンでしっかりと固定をします。

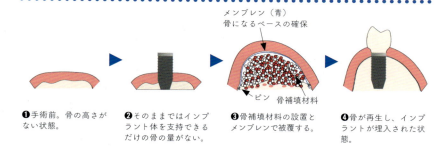

❶手術前。骨の高さがない状態。
❷そのままではインプラント体を支持できるだけの骨の量がない。
❸骨補填材料の設置とメンブレンで被覆する。
❹骨が再生し、インプラントが埋入された状態。

A. はい。骨の高さを造成させる治療と同時、もしくは造成後に可能です。

●垂直的な骨造成の治癒期間

　垂直的な骨が獲得できるまでには、6〜10か月かかるといわれており、欠損している骨の量に応じて治癒期間は設定されます。

　また、骨造成は組織を増大させる術式のため、腫れることが予想されます。内出血をともなうこともあるため、手術後に一時的にアザが出現することがあります（5-6参照）。

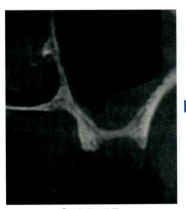
❶手術前の状態。

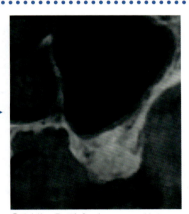
❷垂直的に骨が造成できているのがわかる。

3章　インプラントのさまざまな手術方法

Urban I（著），中田光太郎，松野智宣，岩野義弘（監訳）．Vertical 2 骨造成 垂直的および水平的歯槽堤増大術の完成形．東京：クインテッセンス出版，2024．

3-5 副鼻腔（上顎洞）との距離が近いといわれたが、インプラント手術は可能？

上顎洞に骨を増やす方法

　上あごの奥歯にインプラント体を埋め込むのに必要な骨の高さが足りない場合には、上顎洞底挙上術（上顎洞に骨をつくる手術）を行います。上顎洞との距離が5～7mm以上あればソケットリフト（垂直アプローチ：オステオトームテクニック-歯槽頂アプローチ）で、5mm未満であればサイナスリフト（側方アプローチ：側方開窓テクニック）で骨をつくります。

●**ソケットリフト**：インプラント体を埋入するために開けた穴から、上顎洞の粘膜を持ち上げて自分の骨または骨補填材料などを移植して、インプラント体を同時もしくは後日埋め込みます。

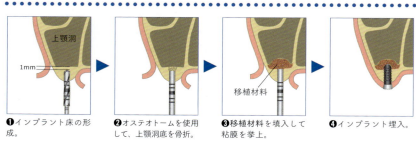

❶インプラント床の形成。　❷オステオトームを使用して、上顎洞底を骨折。　❸移植材料を填入して粘膜を挙上。　❹インプラント埋入。

図：ITI Treatment Guide Volume5 より改変

●**サイナスリフト**：上あごの骨の横から窓を開けて、自分の骨もしくは骨補填材料（併用もあり）などを側方から移植します。ソケットリフトよりも大きなボリュームの骨造成ができます。

A. はい、できます。さまざまな方法で上顎洞に骨をつくりインプラントを固定します。

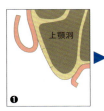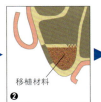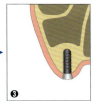

❶段階法の側方開窓テクニックを用いる上顎洞底挙上術のためのフラップ挙上と開窓部形成。
❷移植材料の塡入。
❸段階法によって埋入されたインプラント。
図：ITI Treatment Guide Volume5 より改変

〈上顎洞下の骨の高さが5〜7mm以上〉
　歯槽頂テクニックまたは側方開窓テクニックでインプラント同時埋入
〈上顎洞下の骨の高さが3〜5mm〉
　側方開窓テクニックでインプラント同時埋入、または段階法のインプラント埋入（初期固定が達成できないため）
〈上顎洞下の骨の高さが3mm未満〉
　段階法のインプラント埋入
　サイナスリフトは手術の侵襲は比較的大きいですが、既存骨量に左右されず十分な骨をつくることができるため、長いインプラントを選択することができます。ソケットリフトは手術のダメージは小さいですが、既存の骨量に左右されるため、限られた量の骨しかつくることができず、インプラント体の長さは制限されます。

3章 インプラントのさまざまな手術方法

Chen S, Buser D, Wismeijer D（編），黒江敏史，上浦庸司，勝山英明，船越英次（監訳）. ITI Treatment Guide Volume 5 上顎洞挙上術．東京：クインテッセンス出版，2013.
公益社団法人日本口腔インプラント学会（編），口腔インプラント 治療指針2020 検査法・診断からリスクマネージメントまで．東京：医歯薬出版，2020.

3-6 インプラント治療は腫れて痛いの？

インプラント手術の痛みについて

　本数および手術範囲が広くなると、手術のダメージは一般的に大きくなる傾向があります。手術後の疼痛は傷口が化膿しやすい状態にあると持続しやすくなります。

〈インプラント手術時〉

　手術を行う前に、歯ぐきへ十分に麻酔をしますので、手術中はしっかり麻酔が効いていれば痛みはありません。大きな骨造成手術や本数の多いインプラント手術の際は、痛みを感じることもありますので、もし痛みを感じた時は、歯科医師に伝えましょう。

〈インプラント手術後〉

　多くの場合、歯ぐきに切開を加え、骨を削ってインプラントを埋入しているので、創部が治癒するまでは、鎮痛剤が必要になります。手術部位によって痛みと腫れは異なる傾向にあり、手術後の腫れによって、近くの組織が圧迫されることで痛みが出ることもあります（手術後のダウンタイムについては5-6参照）。とくに、喫煙や全身状態、投薬、口腔清掃不良により治癒が悪い場合は、治癒に時間がかかり疼痛が持続する可能性があります。

〈治療後の腫れや痛みを軽減するためには〉

　❶処方された薬をきちんと飲む、❷創部を適度に冷やす、❸お口の中を清潔に保つ、❹激しい運動を控える、❺お酒を控える、❻長風呂は控える、❼激しい運動を控える、❽手術部位付近に極力刺激を与え

A. インプラント手術の痛みの強さは、一般的には抜歯程度ですが、手術の内容によりその程度は大きく変わります。

ない（軟らかい歯ブラシで磨く）などが有効です。

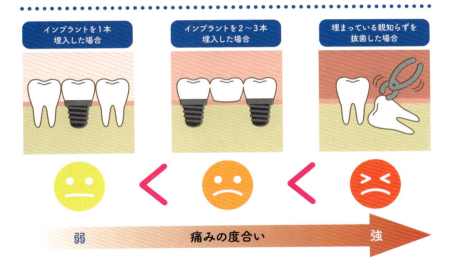

3章 インプラントのさまざまな手術方法

インプラント手術後の皮下出血について

　ダメージの大きな手術（大きな骨造成などをともなう手術）を行った場合は、術後の腫れに加え、皮下出血（青あざ）などが出るリスクも高くなります。青紫色から黄色に変化し、ほとんどの場合2週間程度で消失します（5-6参照）。

3-7 抜歯と同時にインプラント治療はできるの？

抜歯直後にインプラントができる条件

　以下の条件を満たせば、抜歯と同時のインプラント埋入手術は可能です。

- ●口腔内清掃状態が良好なこと
- ●理想的なインプラントの位置に、インプラント体を固定できる骨の量があること
- ●感染がないこと（病変がない）
- ●骨吸収が少ないこと　など

　抜歯の原因である感染が広がっている場合や大きな病変がある場合は、抜歯後すぐにインプラント治療はできません。抜歯直後のインプラント治療では、とくに、動かない環境（初期固定）が得られていることが大切です。前歯の場合は、抜歯した穴（抜歯窩）よりも後ろの骨がある場所に固定を求め、奥歯の場合は、歯の根と根の中間にある骨に固定を求める手術を行います。そのため、通常のフリーハンドでの手術では良好な結果を得られにくい場合があります。最近では、手術ガイド（4-1参照）を用いることで、計画したどおりの精度の高いインプラント手術を行うことができるようになりました。インプラントと抜歯窩は、サイズが異なるため、ギャップが生じます。そのため、そのギャップを骨補填材料（骨に置換・骨の再生の足場になる材料）で補填します。また前歯ではそれに加えて、自然な見た目を実現するために、歯ぐきの移植手術が必要になる場合もあります。

A. 感染がないなどいくつかの条件がありますが、可能です。

3章 インプラントのさまざまな手術方法

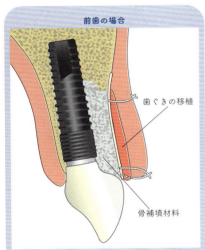

抜歯直後のインプラント埋入における、骨補填材料や歯ぐきの移植術によってインプラント周囲の組織を厚くしている状態。
図：González D, Cabello G, Olmos G, et al. Int J Esthet Dent. 2018;13(3):358-76. より改変

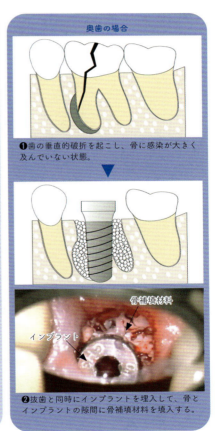

❶歯の垂直的破折を起こし、骨に感染が大きく及んでいない状態。

❷抜歯と同時にインプラントを埋入して、骨とインプラントの隙間に骨補填材料を填入する。

Wismeijer D, Barter S, Donos N (eds), Lambert F, Hamilton A. ITI Treatment Guides Vol. 14. Immediate Implant Placement and Loading: Single or Multiple Teeth Requiring Replacemen. Berlin: Quintessence Pub, 2023.

49

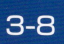

3-8 高齢なのでダメージの大きい手術は避けたいが、可能なの？

ショートインプラントについて

　ショートインプラントとは、従来のインプラントよりも短いインプラント（長さが8mm以下）です。インプラントのネジの表面に特殊な加工をすることで、従来のインプラントよりも強固にまた早く骨と結合することができるようになってきました。ショートインプラントを使用することで、骨の高さが十分にない部位でも、インプラント治療を行える場合が増加します。

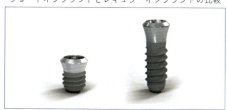

ショートインプラントとレギュラーインプラントの比較

© 2024 Institut Straumann AG

メリット	デメリット
・術後の痛み、腫れが少なくなりやすい。 ・手術時間が短くなりやすい。 ・骨造成術（費用）が抑えられる可能性がある。 ・治療期間が短くなる可能性がある。	・長期的な予後はまだわかっていない（5年程度は問題ないことがわかっている）。 ・本数を増やして上部構造を連結することが推奨されている。

A. フラップレス（3-2参照）や短い・細いインプラントを使用してダメージを減らせば可能です。

ナローインプラントについて

　ナローインプラントとは、従来のインプラントよりも細いインプラント（直径が3mm程度）です。骨の幅が十分にない部位でも、インプラント治療を行える場合が増加します。ナローインプラントは3つのカテゴリーに分類されており、それぞれ数年間の追跡評価で95%近くの成功率が出ていますが、ショートインプラントと同様、長期的な予後はまだわかっていません。

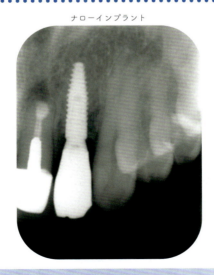

ナローインプラント

佐藤孝弘．ショートインプラントを用いた上顎臼歯部インプラント治療．Quintessence Dent Implantol. 2015;22:28-31.

3-9 静脈内鎮静法ってなに？

静脈内鎮静法

　歯科治療や手術に際して、歯科麻酔専門医によって鎮静剤の点滴を行うことにより、リラックスした状態で歯科や医科の治療を行う方法です。全身麻酔のように完全に眠ってしまうことはなく、うとうとしたようなぼんやりした状態になり、治療にともなう不安や恐怖感、ストレスによる血圧や脈拍の変動、おう吐反射などの症状を軽くすることができます。痛みも多少感じにくくはなりますが十分ではないため、局所麻酔を併用して抑えていきます。入院する必要はなく、処置が終了すればその日に帰宅できます。

●適応
・歯科治療が怖い方
・おう吐反射が強い方
・ダメージの大きな手術が必要な方（例：インプラントのための骨移植や、4本の親知らずを同時に抜歯する時など）

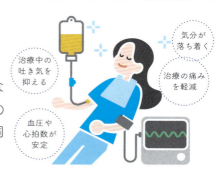

●処置中
　専門の歯科麻酔医が、心電図や血圧計による全身状態のチェックを行いながら鎮静剤を投与していきます。安定した状態で手術を受けていただけるよう、万全の状態で処置を行います。鎮静剤の使用量が多

A. 治療に際して鎮静剤の点滴を行うことによって、リラックスした状態にし、治療を行う方法です。

くなることにより、誤嚥（ごえん）や呼吸が抑制される可能性があります。

▶これを防止するために

・短い手術時間で、深い麻酔になりすぎないようにします。

・絶飲絶食の時間を守るなど、歯科麻酔医の指示に従うようご協力を
お願いします。

・睡眠時無呼吸症候群の患者様はよくご相談ください。麻酔医と手術
医は別のドクターが担当します。

●治療が終わると

20分程度で拮抗薬により薬の効果は消え、リラックス状態から戻
ります。効果が消えるまでの時間は個人差があるため、治療終了から
30分〜1時間程度は外来で休憩していただき、主治医の診察後に帰
宅となります。入院の必要はありません。

●欠点

手術時間に制限（一般的に2時間程度といわれています）があるこ
とや、麻酔薬にアレルギーがある方は適応にならないこと、術中の合
併症（低酸素症・心電図異常・血圧上昇などは頻度が高い）のリスク
があることなどが挙げられます。

一般社団法人日本歯科麻酔学会ガイドライン策定委員会 静脈内鎮静法ガイドライン策定作業部会. 歯科診療における 静脈内鎮静法ガイドライン-改訂第2版（2017）-. https://kokuhoken.net/jdsa/publication/file/guideline/guideline_intravenous_sedation02.pdf（2024年6月30日アクセス）

3章 インプラントのさまざまな手術方法

3-10 歯の根元（骨の中）に大きな病巣があるけどインプラント治療はできる？

　抜歯後に病巣を取り除いた後、骨を再生させる治療として3-3や3-4で解説した方法の他に、ソケットプリザベーションがあります。

ソケットプリザベーションテクニック

　インプラント治療は、感染のない安定した骨に埋入するのが大前提です。しかし、抜歯前の時点で骨の中に大きな病巣が存在する場合は、インプラント体に対する固定が得られない場合があります。その場合は、抜歯後に病巣をきれいに取り除き、その空間に骨補填材料（骨に置換・骨の再生の足場になる材料）を填入して、4〜6か月治癒を待ちます。そうすることで、病巣部分が骨に置き換えられ、インプラント治療が可能になる環境をつくることができます。CT撮影で骨の再生を確認してから、インプラント治療の最終計画を行います。この一連をソケットプリザベーションテクニックといいます。

●ソケットプリザベーションテクニックの要件
・大きな病巣が腫瘍性でないこと
・病巣を取りきれないほどの嚢胞でないこと
・急性症状がないこと
・抜歯後に周囲の骨がある程度存在していること　など

　抜歯をすると、歯を支えている骨は萎縮し、元の状態が維持されることはありません。ソケットプリザベーションテクニックを用いることで、ある程度の骨のボリュームを維持することが可能です。

A. 抜歯後に病巣を取り除き、骨を再生させます。骨が治癒した後に、インプラント治療が可能になります。

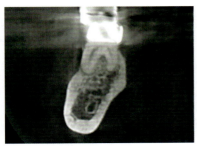
❶歯の周囲の健全な骨

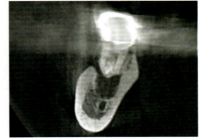
❷歯根の周囲の骨の吸収

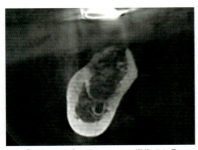
❸ソケットプリザベーション術後4か月

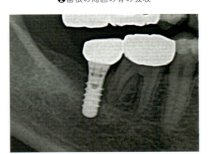
❹インプラント埋入

　ただし、一般的に治療期間が延長し、インプラント手術時に追加の骨再生手術（GBR：2-4参照）が必要になる場合があります。要件を満たしていない場合は、抜歯後に骨の完全な治癒を待ち、骨造成（骨再生療法）を行います。

Vignoletti F, Matesanz P, Rodrigo D, Figuero E, Martin C, Sanz M. Surgical protocols for ridge preservation after tooth extraction. A systematic review. Clin Oral Implants Res. 2012 Feb;23 Suppl 5:22-38.

4-1 インプラントを安全・正確に埋入するための最新技術はなに？

コンピュータ支援によるインプラント手術

　インプラント手術において、インプラントを正確な位置に埋入することが成功の一つの基準になります。正確に埋入するためには、コンピューター支援によるガイドシステムを使用することが重要となります。ガイドシステムには、サージカルステント（歯、粘膜、骨で支える手術用ガイド）を用いるガイデッドサージェリーとナビゲーションシステムがあります。これらの技術を用いて手術を行うことで、手術時間の短縮や負担の少ない手術、フラップレス埋入手術（3-2参照）を正確に行うことが可能となります。

●ガイデッドサージェリー

　ガイデッドサージェリーは、画像データを基にインプラントの正確な位置、角度、深さを事前に計画します。この計画に基づいて、サージカルステントが製作されます。この手術用ガイドは手術中に患者様の口腔内に正確にフィットし、インプラントを正確な位置に埋入することができます。

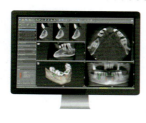
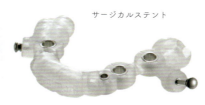

サージカルステント

© 2024 Institut Straumann AG

A. コンピューター支援によるガイデッドサージェリーやナビゲーションシステムがあります。

4章 インプラントの最新テクノロジー

● **ナビゲーションシステム**

　ナビゲーションシステムは、リアルタイムにドリルの位置をコンピューターの画面で確認しながら手術を行うシステムのことで、サージカルステントに比べ、さまざまな手術計画への対応力が高く、手術中の計画の変更も可能です。また患者様の負担も少なく、明視野にて手術が行えるなど優位点があり、今後活用が広まると思われます。

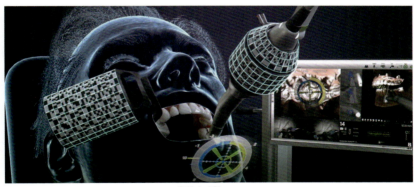

© Nobel Biocare

Wismeijer D, Barter S, Donos N（編），勝山英明，黒江敏史，近藤尚知，船越栄次（監訳）. ITI Treatment Guide Volume 11　インプラント歯学におけるデジタルワークフロー. 東京：クインテッセンス出版，2020.
Pellegrino G, Ferri A, Del Fabbro M, Prati C, Gandolfi MG, Marchetti C. Dynamic Navigation in Implant Dentistry: A Systematic Review and Meta-analysis. Int J Oral Maxillofac Implants. 2021 Sep-Oct;36(5):e121-40.

57

4-2 きれいで長持ちする被せ物を作製する最新技術はなに？

最新の歯科用デジタル機器

被せ物を作製する最新技術は、口腔内スキャナー（IOS）による型取り、CAD（Computer-Aided Design）でデジタルデザインを応用した設計とCAM（Computer-Aided Manufacturing）と3Dプリンターを用いた製作があります。これらの技術を組み合わせることで、より効率的に美しく長持ちする補綴物（ほてつ）が製作できるようになります。

●口腔内スキャナー（IOS）

患者様の口腔内を即座に正確にデジタルデータとして取得できます。これにより、従来の不快な型取り作業からの解放、迅速な被せ物の製作、感染防止、他のデジタルデータとの融合による精度の高い被せ物の製作などが可能になります。

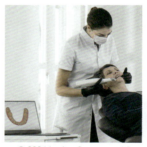

© 2024 Institut Straumann AG

●CAD/CAM

デジタルデータから直接被せ物をデザインし、製作します。この技術により、製作プロセスが従来のアナログ製作に比べ、精度も向

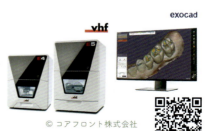

© コアフロント株式会社

A. 口腔内スキャナー、CAD/CAM、3Dプリンターなどを用いたデジタル技術です。

上し時間が大幅に短縮されます。

● **3Dプリンター**

日本では一部の材料に限られていますがサージカルステント、模型、被せ物、入れ歯、マウスピース型矯正装置（アライナー）などを製作します。今後さらなる臨床応用が期待されています。

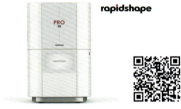

© コアフロント株式会社

● **デジタルスマイルデザイン（DSD）**

患者様の顔貌を考慮した歯の形態をシミュレーションするために使う技術です。患者様は治療前に最終結果の予想をみることができるので、患者様と歯科医師の間でよりよいコミュニケーションが可能になります。

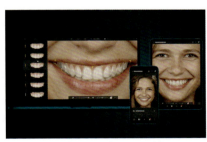

© 2024 Institut Straumann AG

4章　インプラントの最新テクノロジー

日本デジタル歯科学会（監修）. 別冊QDT Digital Dentistry YEARBOOK 2023. 東京：クインテッセンス出版，2023.
Coachman C, Georg R, Bohner L, Rigo LC, Sesma N. Chairside 3D digital design and trial restoration workflow. J Prosthet Dent. 2020 Nov;124(5):514-20.

4-3 最新のインプラントの素材と表面性状はなに？

最新の素材と表面性状

　インプラント体の代表的な材質は「純チタン」です。
❶金属アレルギーが起こりにくい
❷数十キロのかむ力に対応できる強度がある
❸あごの骨と骨結合することができる
という利点があります。

　最新の素材として、強度がさらに向上したチタン‐ジルコニウム合金製インプラントがあり、日本でも数多く臨床応用されています。また近年、チタンのアレルギー報告もされており、チタン製インプラントの使用が難しい方もいらっしゃるため、強度と耐久性、耐熱性に優れ、チタンに比べプラーク（歯垢）がつきにくく、歯ぐきから透けても自然な色調のセラミック（ジルコニア）製インプラントも存在します。しかし、2024年現在、日本では厚生労働省の認可を受けておらず、今後に期待されます。

セラミック（ジルコニア）インプラント

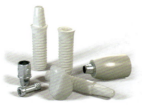
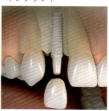

© 2024 Institut Straumann AG

A. チタン‐ジルコニウム合金やセラミックの素材、親水性の表面性状などがあります。

最新の表面性状では、血液との親和性が高いとされる「親水性インプラント」があります。埋入した際に、インプラント内に血液がより多く入り込み、それにより骨との結合が促進され、傷の治りも早いとされています。純チタンは加工して一定期間が過ぎると、インプラント表面に炭化水素が付着し疎水性（血液との親和性が低い）となることで、骨との結合が遅くなるということが知られています。炭化水素を除去しインプラントを親水性にする特殊な光装置の開発も試みられていますが、日本での使用はまだ未認可です。

4章 インプラントの最新テクノロジー

親水性インプラントの表面→血液との親和性が高い

疎水性インプラントの表面→血液との親和性が低い

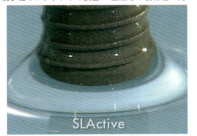
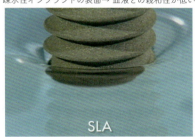

© 2024 Institut Straumann AG

Lang NP, Salvi GE, Huynh-Ba G, Ivanovski S, Donos N, Bosshardt DD. Early osseointegration to hydrophilic and hydrophobic implant surfaces in humans. Clin Oral Implants Res. 2011 Apr;22(4):349-56.
鮎川保則, 熱田 生, 鶴田勝埰, 松下恭之, 古谷野潔. 口腔インプラントの表面改質の現在と未来. 表面技術. 2016; 67(6): 297-301.

4-4 インプラントのメインテナンスの最新技術はなに？

最新のインプラントメインテナンス技術

　「治療終了後にインプラントが長期にわたりその機能を維持するには、メインテナンスを継続的に行う必要があります」と日本口腔インプラント学会と日本歯周病学会が2018年に共同で見解を発表しています。インプラントに対するメインテナンスは非常に重要です。どんなにしっかりセルフケアしても、どうしても不十分な部分もあるため、歯科医院での専門的なクリーニングが必須です。

　最新のインプラントのメインテナンスとしては、エアフロー（特殊な細かい粒子の抗菌パウダーを空気圧で吹き付けて、むし歯や歯周病の原因とされるバイオフィルムの除去を行う）でのクリーニングがあります。エアフローを使用することで特殊な加工がされているインプラント体の表面を傷つけない優しいクリーニングが可能で、効果的にバイオフィルムの除去が行える利点があります。

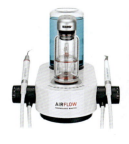 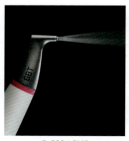 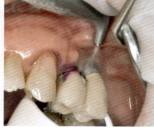

© 2024 EMS

A. エアフローやキトサン製クリーニングブラシを用いた方法があります。

　また、インプラント周囲ポケットが4mm以上の場合のクリーニングに使用する特殊なブラシも注目されています。インプラントの表面を傷つけず、効果的にクリーニングが行える、歯ぐきなどの軟組織に優しいキトサン（食物繊維）製のクリーニングブラシ「Labrida BioClean」が発売されました。

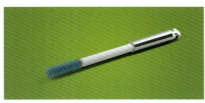

© 2024 Institut Straumann AG

　どちらも、マイクロスコープを使用しクリーニングを行うことで、微細な汚れに対しての正確で的確な除去が可能となります。
　これからのメインテナンスは、治療と同じで精密さと優しさが要求される時代となりました。

Atieh MA, Almatrooshi A, Shah M, Hannawi H, Tawse-Smith A, Alsabeeha NHM. Airflow for initial nonsurgical treatment of peri-implantitis: A systematic review and meta-analysis. Clin Implant Dent Relat Res. 2022 Apr;24(2):196-210.
Wohlfahrt JC, Aass AM, Koldsland OC. Treatment of peri-implant mucositis with a chitosan brush-A pilot randomized clinical trial. Int J Dent Hyg. 2019 May;17(2):170-6.

4章　インプラントの最新テクノロジー

4-5 今後インプラント治療でAI（人工知能）はどう使われていくの？

インプラント治療とAI

● AIを利用した画像診断、治療計画

　AIはX線撮影やCT撮影からの画像解析を行い、解剖学的構造を正確に識別することで、インプラントの正確な位置や角度を提案し手術のリスクを減少させ、成功率を向上させることができます。

● AIを利用した被せ物の作製

　CAD/CAMにAIを組み込むことで、補綴物の設計と製造行程がより効率化され、精度が向上します。AIは過去の大量のデータから最適なデザインを学習し、患者様ごとにカスタマイズされた補綴物の提案が可能になります。これはとくに審美性が要求される前歯の形態や、奥歯においての適切で機能的なかみ合わせの付与などに大きなメリットをもたらします。

● AIを用いたインプラント治療支援

　さまざまな治療データをクラウドにアップロードすることでAIがそのデータを統合し、適切な治療計画を提案します。それらをナビゲーションシステムに応用することで、手術中に歯科医師を支援し、インプラントを正確な位置に埋入するのに役立ちます。

　AIの応用により、インプラント治療はより安全になり、患者の満足度も向上すると期待されています。ただし、これらの技術が広く普及するためには、さらなる研究と臨床試験が必要となります。また、歯科医師がAIツールを効果的に使用するためのトレーニングや臨床

A. 治療計画、画像診断、被せ物の製作支援など、多方面での応用が期待されます。

応用のための法整備も重要な要素となります。また、AIが進化しても最終的な診断の決定と責任は、必ず歯科医師が行う必要があります。

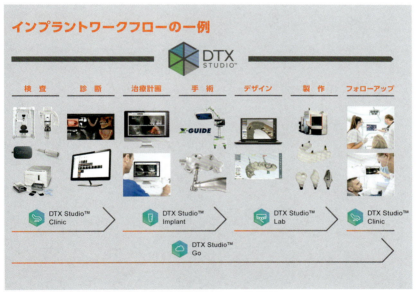

© 2024 エンビスタジャパン株式会社

4章 インプラントの最新テクノロジー

65

5-1 インプラント体の残存率（寿命）は？

インプラントの残存率に影響するもの

　残存率とは、インプラント体がある年数を経てお口の中に残っているパーセンテージのことです。インプラント体の長期的な残存率は、多くの要因によって影響されます。一般的に、インプラント体の残存率は高いですが、正確な数字は研究タイプや臨床の状況によって異なります。以下に、インプラント体の長期的な残存率に影響を与えるいくつかの要因を示します。

❶歯周病の有無

　歯周病は、インプラント体の周囲の骨を侵食する可能性があり、インプラント体の安定性に影響を与えることがあります。歯周病の治療や予防が行われている場合、残存率が高くなる可能性があります。

❷インプラント体の本数と配置

　インプラントが複数ある場合、その相互作用や咬合のバランスが重要です。また、インプラントの配置が正確であることも重要です。

❸専門医の技術と経験

　インプラント手術やその後の管理における医師の技術と経験は、残存率に大きな影響を与えます。経験豊富な専門医による治療の方が、通常、良好な結果が得られる傾向があります。

❹インプラントメーカーと品質

　インプラントの品質や材料も重要です。信頼性の高いメーカー（インプラントシステムを一貫して研究・開発しているメーカー）から供

A. インプラント体の残存率は他の治療法に比べて非常に高く、10年残存率は96.4%といわれています。

給された高品質なインプラントは、通常、長期的な成功率が高いです。インプラント成功の基準とは、動揺がないこと、痛み・感染がないこと、初年度において骨吸収が1.5mmを超えないことならびに年間の骨吸収が0.2mm以下であること、インプラント周囲の歯ぐきが健康であること、咀嚼機能が正常で日常生活での使用に満足していることです。

そのため、インプラント治療は歯周病の既往、インプラント本数が多い、専門医以外による治療、信頼性の高いメーカー以外のインプラントを使用することにより残存率は低くなります。また、長期的な成功率を向上させるためには、患者と歯科医の密な協力関係が不可欠です。定期的な口腔検査や適切な口腔ケアを受けることで、インプラントの長期的な成功率を高めることができます。

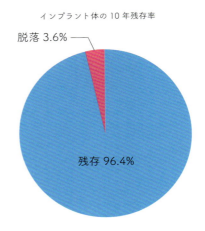

インプラント体の10年残存率
脱落 3.6%
残存 96.4%

5章 インプラントの不具合の調製方法

Howe MS, Keys W, Richards D. Long-term (10-year) dental implant survival: A systematic review and sensitivity meta-analysis. J Dent. 2019 May;84:9-21.
Buser D, Sennerby L, De Bruyn H. Modern implant dentistry based on osseointegration: 50 years of progress, current trends and open questions. Periodontol 2000. 2017 Feb;73(1):7-21.

5-2 インプラントの保証はどうなっているの？

インプラントの保証と対象となるもの

インプラントの保証については、クリニックによって異なりますが、一般的には以下のような点が保証の対象になることが多いです。

❶インプラント体（人工歯根）の脱落

インプラント体自体の脱落などが保証の対象になることがあり、保証期間は5〜10年が多いようです。

❷上部構造（クラウン、ブリッジ、義歯）の問題

上部構造が破損した場合に保証されることがあり、保証期間は5年程度が多いです。

❸期間

保証期間は、クリニックや契約によって異なります。

❹保証内容の詳細

保証が適用される条件（定期健診の受診義務など）、保証される範囲（全額補償、部分補償など）、保証の手続き方法などが具体的に記されています。

転居した場合でも、保証を受けられるシステム（ガイドデント社）を導入している歯科医院もありますので、治療時にご確認ください。

重要なのは、あくまで保証は各クリニックによるサービスであり、多くの場合、一定期間中のメインテナンス（定期検診）が条件となります。インプラントは決められたメインテナンスプログラムに従って初めて文献の示す高い成功率を得ることができ、患者様の利益となり

A. 医療行為に対する保証は通常存在しませんが、各クリニックごとで保証を決定しています。

ます。保証に関する詳細は、直接クリニックにお問い合わせいただくのがもっとも確実です。

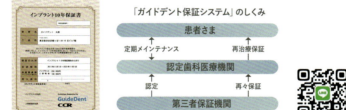

※転医サービスをお受けいただくには「インプラント10年保証」への加入が必須です。
© GuideDent Co.,Ltd.

株式会社ガイドデント．歯科治療保証 インプラント10年保証．https://www.guidedent.net/guarantee/guarantee01.php（2024年6月25日アクセス）

5章 インプラントの不具合の調製方法

5-3 インプラント治療にはどんな失敗が起こるの？

早期失敗

早期失敗（インプラントに人工の歯が入るまでの間の失敗）は、インプラント手術中や手術後の歯が入るまでの初期段階で発生する失敗です。主な早期失敗の原因は以下のとおりです。

❶インプラント手術が計画した位置よりもズレてしまった
❷骨の過削除などによるインプラント体の動揺
❸上顎洞（じょうがくどう）へのインプラント迷入
❹骨の密度や質が不足していた
❺神経や血管の損傷
❻インプラント周囲骨の過度な喪失
❼手術器具の発熱による火傷

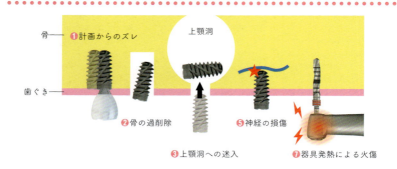

A. インプラントに歯が入る前の早期失敗と歯を入れた後の後期失敗があります。

後期失敗

　後期失敗（インプラントの人工の歯が入った後の失敗）は、インプラントに歯が装着されてから発生する失敗です。後期失敗の主な症状は以下のとおりです。

❽インプラントの緩みや移動
❾歯の形態や歯ぐきの不足による審美障害
❿インプラントへの過度な負荷による骨吸収や歯の破折

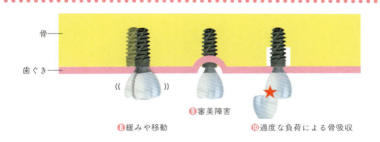

❽緩みや移動　　❾審美障害　　❿過度な負荷による骨吸収

　早期失敗と後期失敗は、それぞれ治療の異なる段階で発生する問題であり、適切な管理と治療計画が重要です。早期失敗を防ぐためには、手術時の適切な手技と計画、感染予防対策が重要です。
　後期失敗を防ぐためには、インプラント周囲の組織の健康維持と定期的なフォローアップが必要です。

公益社団法人日本口腔インプラント学会（編）. 口腔インプラント 治療指針2020 検査法・診断からリスクマネージメントまで. 東京：医歯薬出版, 2020.

5章　インプラントの不具合の調製方法

5-4 インプラント治療にはどんな合併症が起こるの？

インプラントの合併症

　合併症は、治療の過程で生じる予期しない問題や副作用を指し、通常は特定のインプラントが失敗したことを指すわけではありません。合併症は、手術中や手術後に起こる感染症、出血、神経や血管の損傷、骨の損傷などが含まれ、一定の割合で発生します。インプラント治療の長期的な合併症は比較的稀ですが、以下のものが考えられます。

〈外科的な合併症〉
❶術中、術後の感染
❷上顎洞炎（じょうがくどうえん）
❸異常出血
❹異常疼痛
❺器材の誤飲・誤嚥
❻器材破損による障害

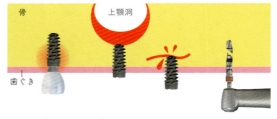

❶感染　❷上顎洞炎　❸異常出血　❻機材の破損

〈歯を入れた後の合併症〉
❶インプラント体や土台の破損
❷スクリューの緩みや破折
❸入れた歯の破損や緩み
❹周囲組織の減少による審美障害
❺インプラント周囲溝へのセメントの残留
❻インプラント周囲粘膜炎やインプラント周囲炎の発症

A. インプラント治療にも一定数の合併症が起こり、大きく分けて手術および歯を入れた後の合併症があります。

❼インプラント周囲骨の吸収
❽インプラント体の脱落
❾対合歯の摩耗や骨吸収

5章 インプラントの不具合の調製方法

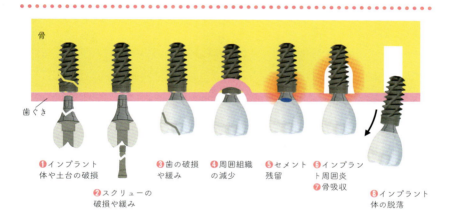

　これらの合併症を最小限に抑えるためには、患者様はインプラントを正しくケアし、歯科医師の指示に従い、定期的な歯科検診を受ける必要があります。また、歯科医師は患者様の状態を定期的にモニタリングし、問題が発生した場合には早期に対処する必要があります。

公益社団法人日本口腔インプラント学会（編）．口腔インプラント 治療指針 2020 検査法・診断からリスクマネージメントまで．東京：医歯薬出版, 2020.

5-5 インプラント周囲炎ってなに？治すことができるの？

インプラントの周囲疾患

　インプラント周囲疾患は、インプラント周囲組織に骨吸収が認められない「インプラント周囲粘膜炎」と骨吸収が認められる「インプラント周囲炎」に分類されます。インプラント周囲炎の有病率は15～20％といわれてます。

　治療する場合、周囲粘膜炎は非外科療法（TBIとPMTC）で健康な状態に戻りますが、骨吸収がある周囲炎では外科療法の適応になり歯肉の退縮をともなう治癒形態になります。骨吸収の状態により状況は深刻となり、重症の場合（50％以上の骨吸収、インプラント体の3/4以上の吸収）は撤去になることもあります。

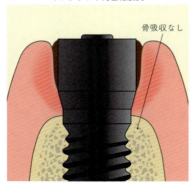

インプラント周囲粘膜炎／骨吸収なし

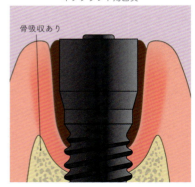

インプラント周囲炎／骨吸収あり

A. インプラントの歯周病（周囲疾患）で、状況によっては治すことができます。

インプラント周囲疾患の治療法

インプラント周囲粘膜炎は、メインテナンスの有無で罹患率が優位に低くなり、周囲粘膜炎の段階で治療介入することがインプラント周囲炎の予防につながります。周囲粘膜炎はプロフェッショナルクリーニング（PMTC）とブラッシング指導（TBI）により患者の清掃技術向上によるセルフケアにて治療できます。

インプラント周囲炎は原因が明確になっていませんが、歯の汚れ（プラーク）や周囲粘膜の炎症に強い関連があるため、これらの除去が必須です。そのために、さまざまな治療法があるが、エビデンスレベルでは有意差は認められません。

❶ ガーゼによる清掃
❷ 超音波スケーラー
❸ エアフロー
❹ チタン製回転ブラシ
❺ Er-YAG レザー
❻ PDT（光殺菌治療）
❼ ラブリダ（キチンキトサンブラシ）

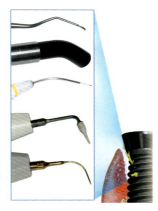

Roncati M（著），和泉雄一，浦野 智（監訳）．歯科衛生士の力でここまでできる 非外科的歯周治療．東京：クインテッセンス出版，2018:P208 より

Madi M, Htet M, Zakaria O, Alagl A, Kasugai S. Re-osseointegration of Dental Implants After Periimplantitis Treatments: A Systematic Review. Implant Dent. 2018 Feb;27(1):101-10.

5章 インプラントの不具合の調製方法

5-6 インプラント手術後のダウンタイム（回復期間）について教えて。

ダウンタイムの経過と注意点

❶直後の症状

腫れ：手術後2〜3日は腫れがピークに達することがあります。

痛み：痛みは手術直後に強く感じられますが、痛み止めによって管理できることが多く、数日以内には大幅に減少することが一般的です。

出血：手術直後の数時間はわずかな出血がみられることがありますが、通常はガーゼの圧迫により止まります。

皮下出血（内出血斑）：手術（切開・骨の切削）が複雑な場合や抗血栓療法を受けている患者様や高齢者に起こりやすいです。皮下出血は自然に吸収され、色が変化しながら徐々に消失します。完全に解消するまでには、通常1〜3週間ほどかかります。

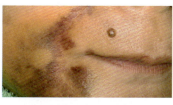
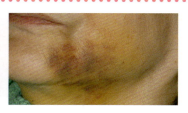
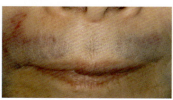

皮下出血（内出血斑）の例

A. 通常、ダウンタイムは抜歯程度ですが、手術の複雑さ、個人差、そして手術部位の状況によって異なります。

❷回復プロセス

初期の回復：手術後の最初の週は、とくに慎重なケアが必要です。過度な運動や手術部位に負担をかける活動は避けるべきです。

食事：初期の数日は、柔らかい食事や流動食を摂ることが推奨されます。硬いもの・熱いものは避けたほうがよいでしょう。

〈**一般的なガイドライン**〉

喫煙とアルコール：回復を遅らせるため、少なくとも手術後の初期段階では避けることが重要です。

口腔衛生：手術部位を刺激しないように注意しながら、口腔衛生を保つことが重要です。歯科衛生士・歯科医師が特別な指示をいたします。

〈**定期的なフォローアップ**〉

定期検診：手術後の経過を確認し、インプラントの適切な骨統合を確保するために、定期的なフォローアップが必要です。

❸長期的な視点

骨統合：インプラントとあごの骨が適切に統合されるまでには、数か月（1〜4か月）かかる場合があります。この期間中、過度の負荷がインプラントにかかるのを避けることが重要です。

　ダウンタイムは個人差が大きいため、手術後は身体の反応を注意深く観察し、異常を感じたらただちに医師に相談することが大切です。

公益社団法人日本口腔インプラント学会（編）. 口腔インプラント 治療指針 2020 検査法・診断からリスクマネージメントまで. 東京：医歯薬出版, 2020：21.

5章 インプラントの不具合の調製方法

6-1 インプラントを長持ちさせるには？

インプラントを長持ちさせるポイント

❶治療計画

　手術前の骨の量と骨の質の審査、十分なインプラント本数、文献的に残存率の高いインプラントの使用、汚れが溜まりにくい適切な角度と位置でのインプラント配置が大切です。

❷セルフケア

　清掃しやすくするために、インプラントの人口の歯は、歯ブラシやデンタルフロスが届きやすく、磨きやすい形態とします。一般的には健康な歯と同等であることが望ましいでしょう。インプラントの周囲は細菌の蓄積を避けるために、患者様自身の丁寧なケアが必要です。

❸メインテナンス（定期検診）

　プロフェッショナルなクリーニングやチェックアップを定期的に受けることで、インプラントの問題を早期に発見し、適切な対処ができます。歯科医院でのメインテナンスでは、歯科衛生士がプロービングとクリーニングを行い、歯科医師が骨の安定度（X線撮影）とかみ合わせなどをチェックします。

　プロービングとは、インプラントと歯ぐきの間にできる溝（ポケット）の深さを測ることや出血（炎症）の有無を確認することです。インプラント周囲炎の早期発見が可能となり、骨吸収のモニタリングも可能です。定期的なプロービングはインプラントの健康状態を維持し、患者様の意識向上にも寄与します。

A. 適切な治療は当然ですが、日常のセルフケアと歯科医院での術後メインテナンス（定期検診）が不可欠です。

また、歯ぐきの炎症などがみられた時に処置しやすいように、最近ではインプラントと人工の歯の接合様式を着脱が容易なスクリュー式にすることが多くなっています。

これらのポイントを担当の歯科医師・歯科衛生士と一緒に確認することで、インプラントを健康な状態に保ち、長持ちさせることができます。

6章 結論と将来展望

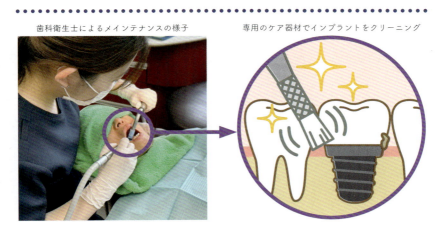

歯科衛生士によるメインテナンスの様子　　専用のケア器材でインプラントをクリーニング

Wismeijer D, Buser D, Belser U（編）, 勝山英明, 船越栄次（監訳）. ITI Treatment Guide Volume 4 インプラント歯学における荷重プロトコール 無歯顎患者. 東京：クインテッセンス出版, 2010.

6-2 インプラント治療は将来どのように進歩していくの？

今後期待されるインプラント治療の進歩

インプラント治療は、歯科医療の分野において革新的な進歩を遂げており、将来に向けてさらなる進化が期待されています。

❶ AI の活用

画像診断や治療計画立案に際し、CT、顔貌、かみ合わせ、矯正、予後など、多種多様な情報を総合的に考慮したオーダーメイドな診断や治療が可能になるかもしれません。

❷ロボット支援手術

ロボットアームを手術に用いることで、人の手指による手術中の誤差やブレを減らし、治療計画どおりの位置に手術を行う目的で開発が進んでいます。加えて、専門的治療を受けにくい地域での遠隔支援などへの応用も期待されています。

❸バイオマテリアルの進化とテクノロジーの発展

インプラントに使用されるバイオマテリアルの研究と開発が進み、より生体適合性が高く、自然な骨との統合が促進される素材が開発されるでしょう。これにより、インプラントの成功率が向上し、治療の持続性が増すと期待されます。

❹デジタル技術の発展

デジタル技術の進歩により、インプラント治療のプランニングや手術がより精密になります。3D スキャンや CAD/CAM 技術の改良により、インプラントの位置決めや補綴物の設計がより正確に行われ

A. AI、バイオマテリアル、デジタル技術、再生医療、オーダーメイド治療などの進歩が予想されます。

るでしょう。

❺再生医療の応用
　再生医療の技術がインプラント治療に活用される可能性があります。細胞培養や生体活性物質を利用して、骨の再生や組織の修復を促進する治療法が開発されるかもしれません。

❻オーダーメイド治療と予測性の向上
　ゲノム解析やバイオマーカーの研究により、患者様の個々の生物学的特性やリスク要因をより正確に把握し、治療計画や予後の予測に活用することが可能になるでしょう。
　これらの進歩により、将来のインプラント治療はより効果的で持続可能なものになると期待されています。

AIを活用したインプラント手術のイメージ

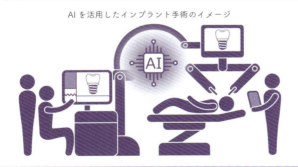

厚生労働省．保健医療分野におけるAI活用推進懇談会 報告書．2017年6月27日．chrome-extension://efaidnbmnnnibpcajpcglclefindmkaj/https://www.mhlw.go.jp/file/05-Shingikai-10601000-Daijinkanboukouseikagakuka-Kouseikagakuka/0000169230.pdf（2024年6月14日アクセス）

6章 結論と将来展望

6-3 MRIの撮影に影響はないの？

MRI撮影時にインプラントが与える影響

　MRI（磁気共鳴画像法）は強力な磁場を用いて生体の断面像を撮影する非侵襲的な診断技術です。インプラントが装着されている患者様に対しては、いくつかの影響を与える可能性があります。

❶画像のアーチファクト

　インプラントがMRI画像にアーチファクト（画像の乱れ）を引き起こすことがあります。これにより、診断に必要な部分の画像が不明瞭になることがあります。

磁性アタッチメントによる画像の乱れ

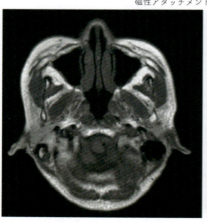
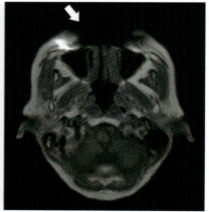

A. 撮影は可能ですが、インプラントの影響で周囲が写らなくなることもあります。

❷発熱のリスク

　MRI の磁場により、金属インプラントが発熱する可能性がありますが、発熱量はわずかで火傷の危険性はなく、骨統合は破壊されません。3.0 Tesla 以上の MRI の場合は、安全確保のため、また画像の歪みを防ぐため、磁性アタッチメントを取り外すことをお勧めいたします。

❸インプラントの安全性評価

　現在の多くの歯科用インプラントは非磁性材料（多くはチタン）でつくられており、MRI の影響は受けにくいです。

❹事前の情報提供

　MRI 検査を受ける前に、医師や放射線技師にインプラントの存在を伝え、担当歯科医師と連携をとることが重要です。これにより、リスクの評価や適切な検査の選択が行われます。

　以上より、健康上の理由で MRI 撮影を受ける必要性があることでインプラント治療をためらう必要性は少ないと考えらます。

NPO 法人日本歯科放射線学会・歯科放射線診療ガイドライン委員会. インプラントの画像診断ガイドライン・第 2 版. 2008 年 9 月 1 日. chrome-extension://efaidnbmnnnibpcajpcglclefindmkaj/https://www5.dent.niigata-u.ac.jp/~radiology/guideline/implant_guideline_2nd_080901.pdf（2024 年 5 月 31 日アクセス）

6章　結論と将来展望

6-4 インプラント治療の恩恵は？

インプラント治療で得られるさまざまなメリットと注意点

❶インプラント治療により、最大咬合力や食品粉砕能力は入れ歯と比較して約3倍大きくなり、口腔機能が改善します。

❷かむ機能を回復することで、アルツハイマー型認知症の予防に効果が期待できるといわれています。

❸強固な固定源となり、周囲の歯の移動や負担を減らす効果もあり、食べられるものの幅が広がり栄養バランスもよくなります。

❹口腔のコンプレックスがなくなり、審美的にも改善され自信を回復でき、さらに健康寿命を延ばす効果もあります。

❺脳機能が活性化されアルツハイマー型認知症の予防（発症を半減）が期待できます。

▶詳しくは、「Q&A でわかる 専門家が作った患者さんのためのインプラント治療ガイド」（2022 年）をあわせてご参照ください。

　日本においてインプラント治療の普及率（約 2.7%）は諸外国に比べてもはるかに低い（韓国の 1/10 以下）です。高齢化が進む日本においてさらなる健康増進のためには、この恩恵は重要なメッセージになると思われます。

　一方で、オーラルフレイル状態からフレイル状態を経て要介護状態に移行した際には、上部構造の変更も含めてインプラント治療の効果の再評価や、介護者によるメインテナンス介入も必要となってきます。その際に、インプラント治療の情報がうまく共有できずに、問題を起

A. 歯を失くした部分を補うのみならず、従来の治療よりも高い成功率を示し、健康寿命に寄与します。

こすことも少なくありません。したがって、患者様やご家族様をはじめ、かかりつけ医師、歯科医師、看護師やケアマネージャー、介護スタッフなどとの他職種連携がとても重要になります。いつまでも健康で食事ができるように、医療情報の共有に努めましょう。

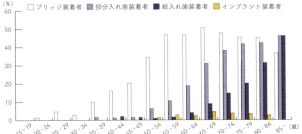

補綴物の装着の有無と各補綴物の装着者の割合

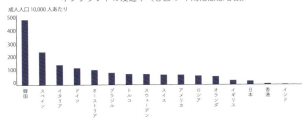

インプラントの浸透率（各国の年間治療患者数）

厚生労働省．平成28年 歯科疾患実態調査．2017年6月2日．https://www.mhlw.go.jp/toukei/list/62-28.html（2024年6月28日アクセス）
straumann. 2020 annual report. chrome-extension://efaidnbmnnnibpcajpcglclefindmkaj/https://www.straumann.com/content/dam/media-center/group/en/documents/annual-report/2020/2020_Straumann_Annual_Report.pdf（2024年6月28日アクセス）

6章 結論と将来展望

後悔しない治療選択のために！
インプラント治療に対する患者さんの疑問に専門家が
エビデンスに基づいてとことん丁寧に答えた1冊
インプラントのコンサルには本書がおすすめ！

インプラントの治療の流れがよくわかる**動画12本付き！**

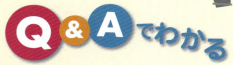

Q&Aでわかる 専門家が作った患者さんのための インプラント治療ガイド

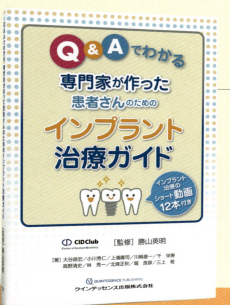

CIDClub Center of Implant Dentistry ［監修］勝山英明

［著］大谷昌宏／小川秀仁／上浦庸司／川﨑雄一／千　栄寿
高野清史／林　秀一／北條正秋／堀　良彦／三上

● 本書の紹介

インプラントによる治療を専門的に行う歯科医師集団「CID Club」が、専門家の立場から患者さん向けのコンサル本を作成。患者さん目線のインプラントに対する疑問・質問を、世界水準のエビデンスに基づき、わかりやすい言葉でメリット・デメリットの偏りなく解説した。1項目1ページの構成で読みやすく、視覚的に理解しやすい図や動画も12本付いているので、本書を活用すれば、患者さんが納得できる最適な治療選択につながる。

主な目次

- 1章 インプラント治療をする前に知っておきたいこと
- 2章 インプラント治療のよいところってなんだろう？
- 3章 私にはインプラントは向いてるの？
- 4章 インプラント治療の概略と流れ
- 5章 インプラント治療 潮流とトピックス！
- 6章 患者様へのお願い！これだけは必ず守ってね

QUINTESSENCE PUBLISHING 日本　●サイズ：A5判　●80ページ　●定価3,520円（本体3,200円＋税10%）

クインテッセンス出版株式会社
〒113-0033　東京都文京区本郷3丁目2番6号　クイントハウスビル
TEL. 03-5842-2272（営業）　FAX. 03-5800-7592　https://www.quint-j.co.jp　e-mail mb@quint-j.co.jp